W0072739

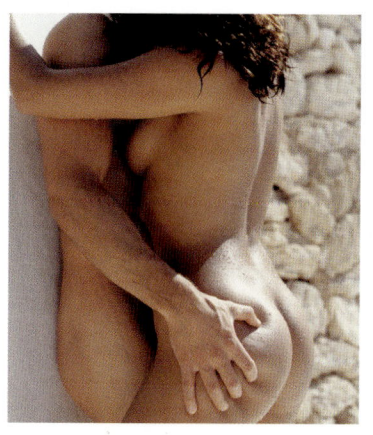

POCKET
Kamasutra

TRACEY COX

POCKET
Kamasutra

TRACEY COX

Fotos von John Davis

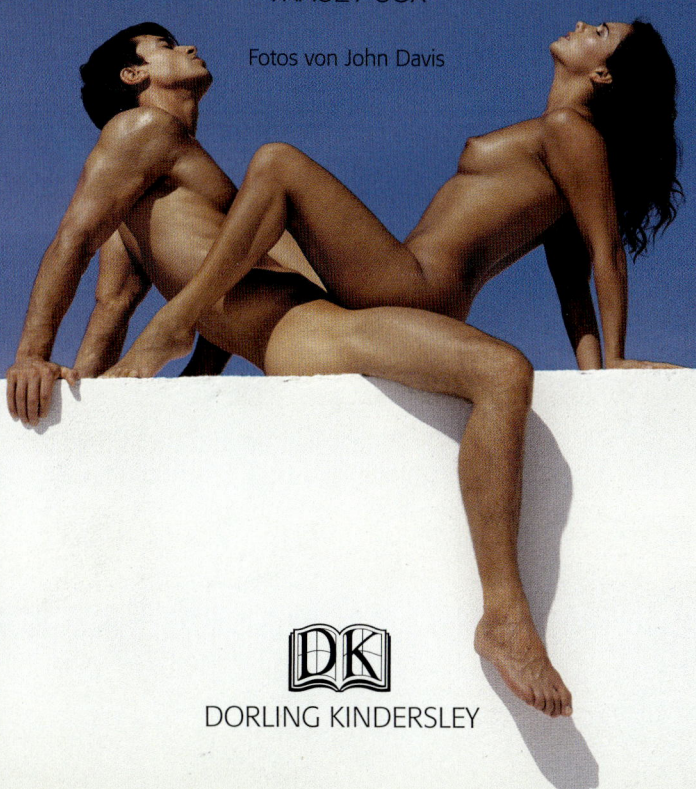

DK
DORLING KINDERSLEY

DORLING KINDERSLEY
London, New York, Melbourne, München und Delhi

Redaktion Becky Alexander
Projektbetreuung Daniel Mills
Gestaltung XAB Design
Bildredaktion Natasha Montgomery, Kat Mead
Herstellung Jenny Woodcook, Production, Hema Gohil
Programmorganisation Adèle Hayward
Art Director Peter Luff
Programmleitung Stephanie Jackson

Für die deutsche Ausgabe:
Programmleitung Monika Schlitzer
Projektbetreuung Andrea Göppner
Herstellungsleitung Dorothee Whittaker
Herstellung und Covergestaltung Kim Weghorn

Titel der englischen Originalausgabe:
Pocket Kama Sutra

© Dorling Kindersley Limited, London, 2008
Ein Unternehmen der Penguin-Gruppe
Text © by Tracey Cox, 2008

© der deutschsprachigen Ausgabe by
Dorling Kindersley Verlag GmbH, München, 2011
Alle deutschsprachigen Rechte vorbehalten

Übersetzung Susanne Janschitz
Redaktion Marko Schweizer

ISBN 978-3-8310-1825-3

Printed and bound in Slovakia by Tlačiarne BB, s. r. o.

Besuchen Sie uns im Internet
www.dorlingkindersley.de

Hinweis
Die Informationen und Ratschläge in diesem Buch sind von
der Autorin und vom Verlag sorgfältig erwogen und geprüft,
dennoch kann eine Garantie nicht übernommen werden.
Eine Haftung der Autorin bzw. des Verlags und seiner
Beauftragten für Personen-, Sach- und Vermögensschäden
ist ausgeschlossen.

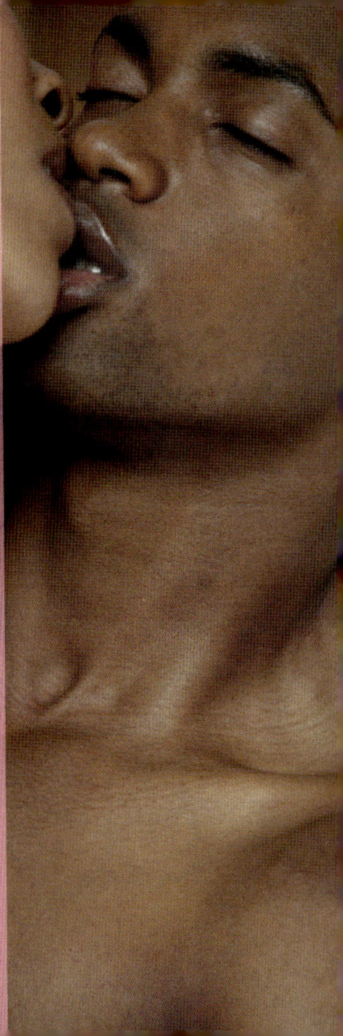

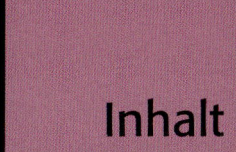

Inhalt

Das *Kamasutra* ist ein köstlich schrulliger,
wunderbar exzentrischer, leicht durchgeknallter Schmöker, **der zwischendrin wahre
Perlen sexueller Weisheit bietet.**

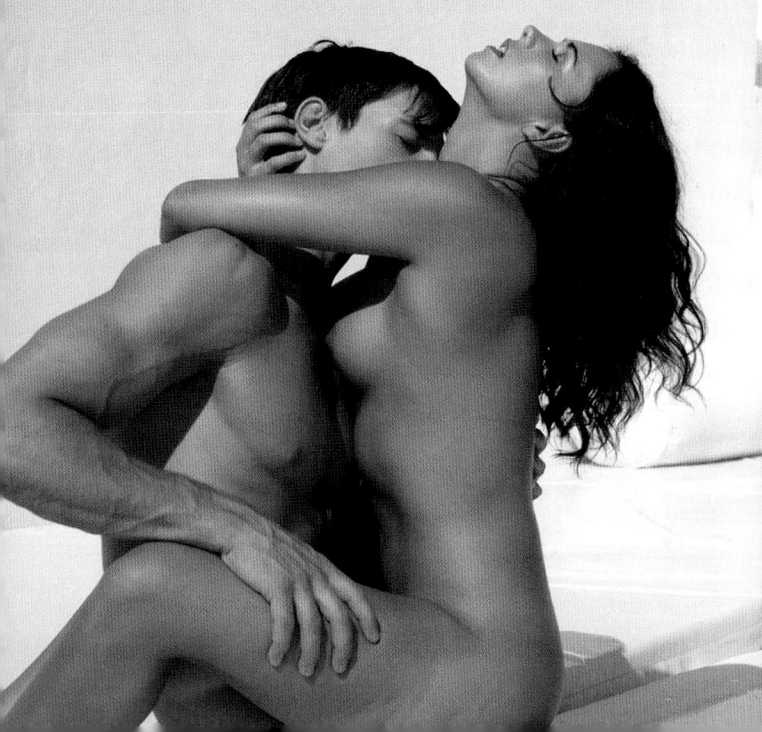

Einführung

Beim Schreiben dieses Buchs war ich mit Herz und Seele (und weiteren Körperteilen, die ich hier nicht näher bezeichne) dabei. Allerdings unterscheidet es sich erheblich von anderen Büchern zum Thema *Kamasutra*. Es ist pietätlos und nicht sehr spirituell, ich habe umformuliert, neu geordnet und mich sogar über heilige Dinge lustig gemacht. Dafür möchte ich mich von ganzem Herzen entschuldigen. Ich hatte aber einen Grund.

Ich habe früher über Spiritualität im Zusammenhang mit Sex immer entschieden die Nase gerümpft, aber für mein letztes Buch *Superhotsex* habe ich erstmals ein wenig in die Richtung recherchiert. Dabei spürte ich den Drang, das Thema neu zu beleben und ihm meinen eigenen Stempel aufzudrücken. Denn mich beschleicht immer der Verdacht, dass die meisten Leute das *Kamasutra* bloß für ein Buch über Sexstellungen halten. Das ist es aber nicht. Es ist ein köstlich schrulliger, wunderbar exzentrischer, leicht durchgeknallter Schmöker, der zwischendrin wahre Perlen sexueller Weisheit bietet. Nur – wenn man alles wörtlich nimmt, lässt sich vieles heute nicht mehr umsetzen. Deshalb überspringen so viele den Theorieteil und stürzen sich gleich auf die hübschen Bilder mit der erotischen Akrobatik.

Ich dachte mir, wenn ich die vernachlässigten Teile so beschreibe, dass sie uns heute noch etwas sagen, dann wird man sie eher lesen. Und wenn ich von vornherein gar nicht so tue, als ob Sie das alles furchtbar ernst nehmen müssten, ist es vielleicht umso reizvoller. Manches davon ist nämlich auch soooooooo daneben, dass man nur noch darüber lachen kann. Das Ergebnis ist ein Buch, das hoffentlich einen frischen, neuen Zugang zum Original bietet.

Viel Freude!

Tracey x

Erotisch

Exotisch

Exquisit

ionistisch

Exzellent

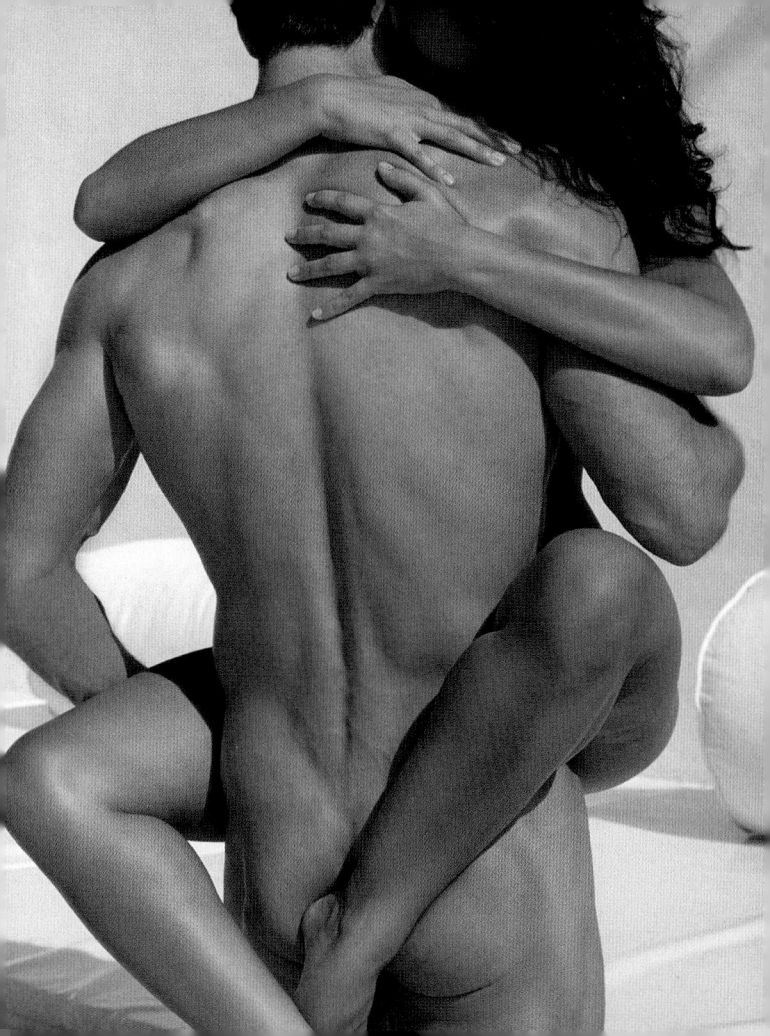

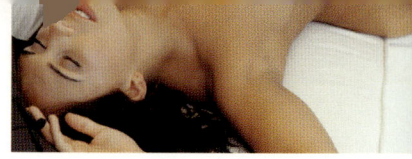

Spiritueller Sex für Ahnungslose

Über das *Kamasutra* wird viel geredet – aber wer weiß schon, worum es dabei wirklich geht? Hier ist ein Crashkurs über die Grundlagen des spirituellen Sex.

Die Umstände der Entstehung des *Kamasutra* sind unklar. Man geht davon aus, dass es zwischen dem 1. und 4. Jh. von einem älteren indischen Weisen namens Mallanaga Vatsyayana zusammengestellt wurde. Es ist umstritten, ob er selbst zölibatär gelebt hat oder nach dem Studium der antiken Texte zur praktischen Anwendung übergegangen ist.

Der Legende nach erfuhr er aus der Lektüre der Werke heiliger Männer, die vor seiner Zeit lebten, dass der weiße Bulle Nandi vor der Schlafzimmertüre der mächtigen Gottheiten Shiva und Parvati gewacht hat, während sie sich 10 000 Jahre lang liebten. (Da kriegen die zwei Tage im Bett, mit denen Sie gerne angeben, doch eine ganz andere Dimension!) Nandi schwor, die Sexgeheimnisse, die er beobachtet und gehört hatte, nie zu verraten. Doch er brach seinen Eid wie ein fehlbarer Mensch und plapperte alles aus. Seine Worte fielen »wie Blüten«, wurden gesammelt, aufgereiht und zu einem Buch mit 1000 Kapiteln verwoben. Mit den Jahren wurden die Texte gekürzt und die Sammlung auf 150 Kapitel reduziert und Vatsyayana gelang es, sie nochmals zu komprimieren: Inzwischen besteht das Werk aus nur noch sieben Teilen (von denen übrigens nur eines ausschließlich dem Sex gewidmet ist).

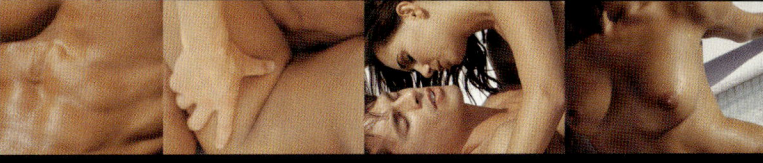

Das *Kamasutra* ist im Grunde ein Ratgeber für das Leben und die Liebe. Es richtet sich an Männer, aber der Autor empfiehlt auch jungen Frauen dringend, es vor der Hochzeit einmal durchzusehen (mit der Erlaubnis ihres Bräutigams selbstverständlich!). Als das Buch entstand, war der Sex noch ganz unschuldig – für die Hindus war er nicht bloß selbstverständlich und nötig, sondern sogar heilig. (Möchte jemand vielleicht eine Zeitmaschine?)

1883 wurde das Buch ins Englische übersetzt. Die Übersetzer mussten für die Veröffentlichung dieses heiklen Werks sogar einen eigenen Verlag gründen und es wurde vor allem von Gelehrten und dekadenten Gentlemen der Upper Class goutiert. Ins Deutsche übertrug es als erster Richard Schmidt zu Beginn des 20. Jahrhunderts. Es gilt nach wie vor als berühmtester Sexratgeber der Welt, obwohl die meisten es fälschlicherweise bloß für ein Buch über Sexstellungen mit vielen Bildern halten.

Als das *Kamasutra* entstand, war **der Sex noch ganz unschuldig** – für die Hindus war er **nicht nur selbstverständlich und nötig**, sondern sogar **heilig.**

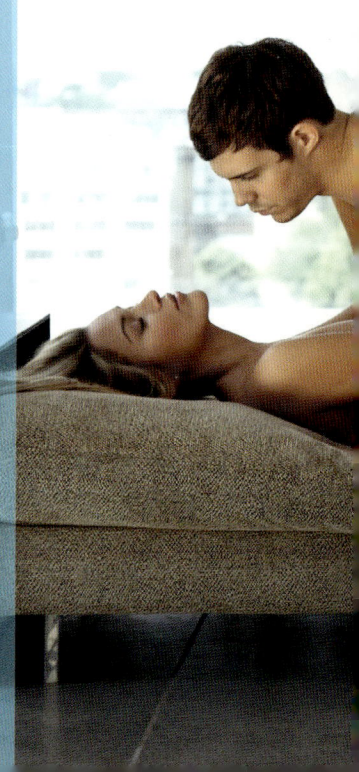

Sich erheben

Ihre weit gespreizten Beine erhöhen die Erotik, und der intensive Blickkontakt bringt Leidenschaft und Intimität.

So geht's

Sie hebt ihre Beine hoch und spreizt die Oberschenkel mit den Händen. Er dringt in der normalen Mann-oben-Stellung ein. Das ist schon ganz schön intensiv, wenn sie aber mal richtig verwegen ist und ihn noch tiefer in sich spüren möchte, sollte sie die Beine abknicken und die Knie an ihre Brust ziehen. Manche interpretieren diese Stellung auch so, dass sie dabei mit ihren Füßen oben gegen seine Brust drückt.

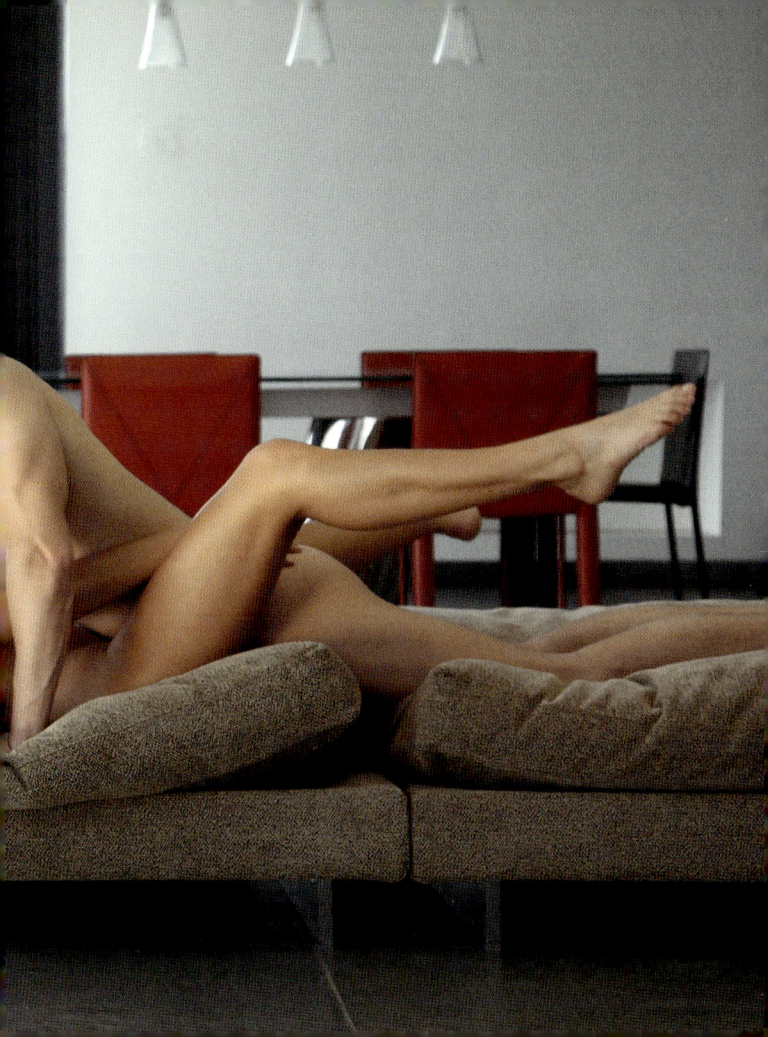

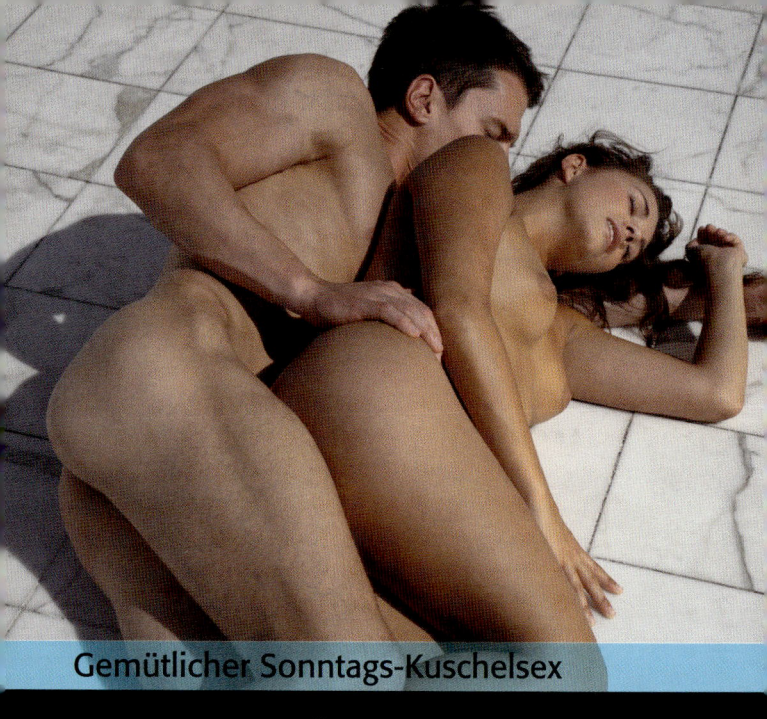

Gemütlicher Sonntags-Kuschelsex

ENTSPANNTES LÖFFELN

Perfekt im Halbschlaf an einem leicht verkaterten Sonntagmorgen! Obwohl man sich nicht ansieht, ist diese Stellung durch den großflächigen Hautkontakt ausgesprochen intim. Er dringt von hinten ein und sie hebt ihren Po und/oder hilft ihm mit den Händen. Er kann ihren Nacken küssen oder daran knabbern und leicht nach vorne greifen und mit ihren Brüsten oder der Klitoris spielen. Auch eine tolle Stellung während der Schwangerschaft!

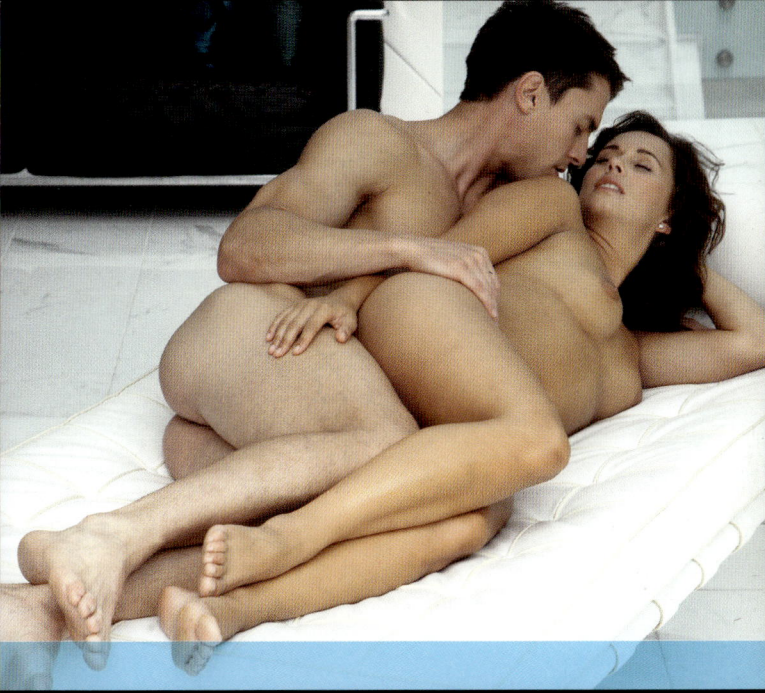

BESCHWIPSTES LÖFFELN

Eine raffinierte Abwandlung des entspannten Löffelns. Die Stellung eignet sich gut, wenn Sie beide nicht mehr total verschlafen sind. Sie liegt auf der Seite und wendet ihm ihr Gesicht und den Oberkörper zu. Die Schläfrigkeit weicht und Sie werden heiß aufeinander. Wenn Sie sich beide auf einen Ellbogen stützen statt einfach nur auf der Seite zu liegen, wird das Liebesspiel aktiver und engagierter.

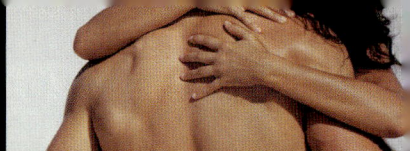

Den Mythos aufs Kreuz legen

Ist Tantra den ganzen Aufwand wert? Ist das *Kamasutra* ein heiliger Sexratgeber oder bloß ein veraltetes Buch? Hier eine ehrliche Einschätzung, was funktioniert und was nicht.

Wie erwähnt konvertierte ich erst spät zu spirituellem Sex. Da ich eher ungeduldig bin (gut, streichen wir das »eher«), war der Gedanke an unendliche, langweilige Sexsessions für mich unattraktiv. Es ist ja ganz nett, dem Liebsten ein, zwei Minuten lang in die Augen zu schauen, aber ehrlich gesagt würde ich dabei eher überlegen, welchen Film ich danach gern sehen will. Und den Atem meines Partners einzuatmen ... darüber sind mein Magen und ich noch immer nicht hinweg.

Als Riesenfan von herrlich enthemmtem, tierischem Wald-und-Wiesen-Sex hat mich auch das Kontrollierte am spirituellen Sex abgetörnt. Aber – und das ist ein großes Aber! – inzwischen habe ich meinen Irrtum eingesehen und meine Meinung geändert! Meine ursprüngliche Annahme, dass spiritueller Sex im Grunde bloß esoterischer Hippie-Nonsens sei, war falsch.

Sieht man von den doofen, durchgeknallten und öden Stellen ab, bietet das *Kamasutra* exquisite Ratschläge. Allerdings muss der Begriff Sex weiter gefasst werden, denn viele »sexuelle« Aktivitäten darin haben mit unserem Verständnis von Sex kaum etwas zu tun. Intimitätsübungen wie das synchrone Atmen etwa sind eher romantisch als lustvoll. Wenn Sie sich aber so wie ich für neue Denkarten öffnen, könnten auch Sie ein Fan werden.

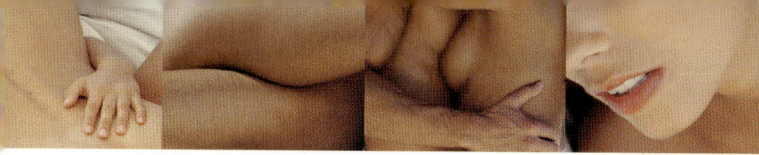

WAS FUNKTIONIERT

Das Vorspiel wird gefördert Eine Grundregel beim spirituellen Sex lautet, dass er immer wartet, bis sie vor Begierde bebt, bevor er auch nur an Geschlechtsverkehr denkt. Es gibt zahlreiche erotische Kusstechniken.

Orgasmen sind nicht die Hauptsache Ein Orgasmus gilt zwar als eine Art Nirwana, aber der Sex nach dem *Kamasutra* läuft ganz gelassen ab und hat kein »offizielles« Ende. In allen spirituellen Texten ist unser Standardsex verpönt – küssen, dann Missionarsstellung ist aber auch öde.

Der Sex bleibt spannend Bei dieser zentralen Botschaft sind sich alle einig: dass man für ein gelungenes Sexleben allerhand unternehmen muss. Wenn Sie nur zehn Prozent der *Kamasutra*-Vorschläge umsetzen, übertreffen Sie das Durchschnittspaar schon hundertfach.

Es gibt viele Stoßtechniken Ganz nach Lust und Laune soll er mit den verschiedensten Stößen experimentieren.

WAS NICHT FUNKTIONIERT

Die Ejakulation soll unterdrückt werden Es stimmt zwar, dass Orgasmus und Ejakulation getrennte Vorgänge sind. Aber die Spiritualisten übertreiben, wenn sie behaupten, der Verlust des Samens würde den Mann schwächen. Ist aber auch wirklich albern.

Sexuelle Rituale Wenn Sie auf Pomp und Zeremoniell rund um den Sex stehen, gefallen Ihnen vielleicht die aufwendigen Vorbereitungen. Die Anderen nutzen diese Zeit lieber für einen fröhlichen Quickie.

Überlange Sexsessions Es stimmt, dass spiritueller Sex schon mal ein, zwei Stunden dauern kann. Das zwingt zwar zur Aufmerksamkeit in der Gegenwart, ist aber keine Garantie gegen tödliche Langeweile.

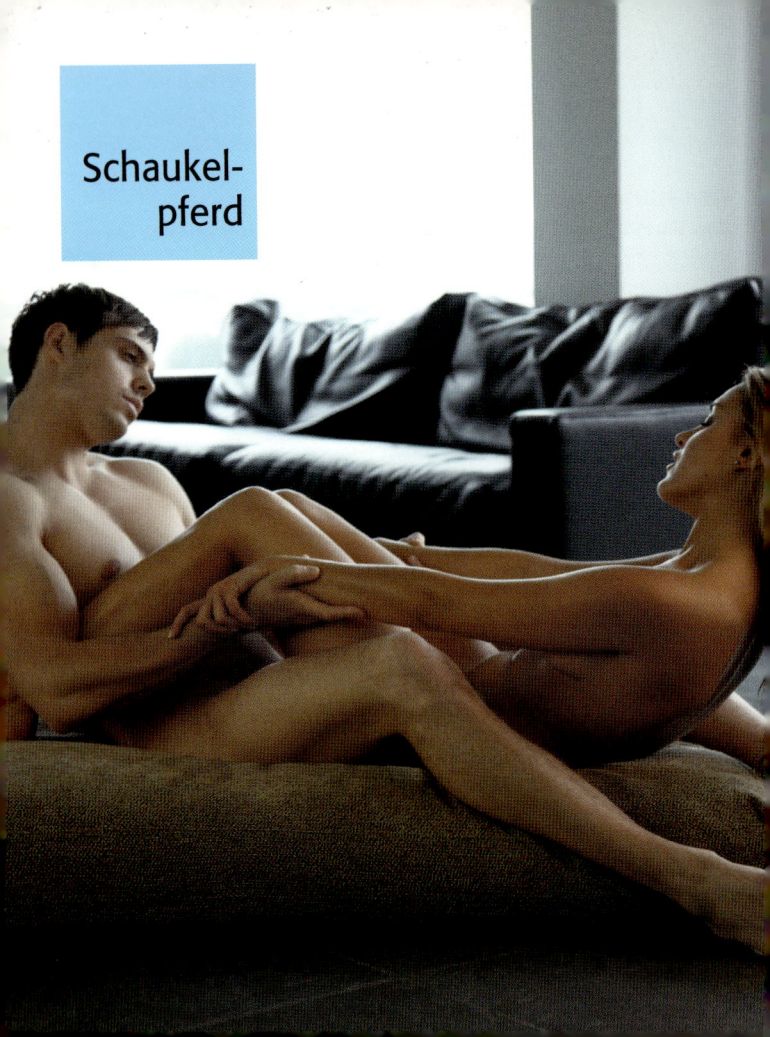

Schaukel-
pferd

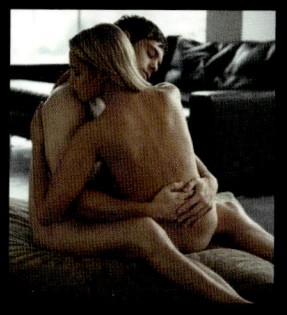

<<1. SCHRITT

Er sitzt mit ausgestreckten Beinen, sie sitzt schräg dazwischen, ihre Beine liegen über seinem Oberschenkel. Man umarmt sich und genießt die Nähe.

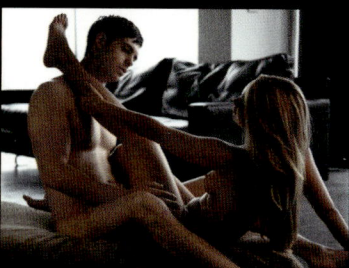

<<4. SCHRITT

Umfassen Sie die Handgelenke des anderen und lehnen Sie sich beide etwas zurück. Dann schaukeln Sie sich ziehend vor und zurück.

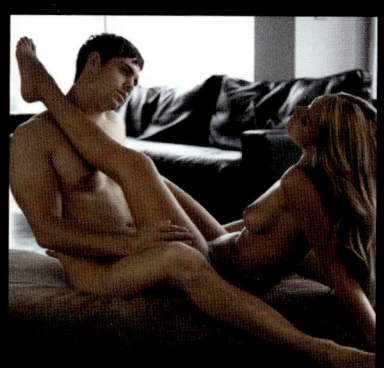

^^2. SCHRITT

Sie legt einen Knöchel auf seine Schulter und greift nach ihrer Wade. Los Mädchen, zeig' mir deine Gelenkigkeit!

<<3. SCHRITT

Er darf eindringen. Sie lehnt sich zurück, stützt sich mit den Armen ab und hebt ihren Po an. Aber noch nicht stoßen!

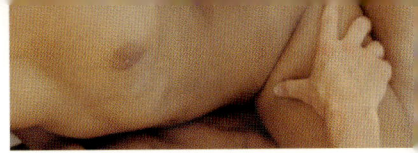

Sex wie in alten Zeiten

Im *Kamasutra* steht, das Vorspiel fange schon weit vor der ersten Berührung und dem ersten Kuss an. Die alten Hindus waren nicht nur Hedonisten, sondern auch sehr körperbetont. Vatsyayana gibt ausführliche Anweisungen für die Körperpflege. Ein Mann sollte »täglich baden, seinen Körper jeden zweiten Tag mit Öl salben, sich alle vier Tage den Kopf rasieren lassen und der Achselschweiß ist auch zu entfernen.« Sobald beide Partner angemessen gebadet und rasiert waren, traf man sich im »Vergnügungsraum«. Diese luxuriöse Lusthöhle war mit Blumen geschmückt und mit Duftessenzen parfümiert; sie bot auch einen umfangreichen Getränkevorrat und leckere Hors d'œuvres. Während das Paar es sich schmecken ließ (und sich einen antrank), betrieben beide »unterhaltsame Konversation« zu verschiedenen Themen (Anbaggern) und durften sogar »anzüglich über Dinge sprechen, die als unschicklich gelten« (Dirty Talk).

Vatsyayana beschreibt eigentlich nur eine Sexsession, die gut geplant, vorbereitet und genossen wird. Die Art von Sex, die man zu Beginn einer Beziehung hat. Fest steht: Sobald der Sex selbstverständlich wird, verfliegt die Lust. Und die Liebe verfliegt, wenn man nicht regelmäßig lustvollen Sex miteinander hat. Wollen Sie, dass der Sex wieder so gut wie am Anfang wird (und wer will das bitteschön nicht?), dann schenken Sie ihm und einander wieder genauso viel Aufmerksamkeit wie damals – mindestens einmal im Monat. Es waren nicht nur die Hormone und der Reiz des Neuen – der Sex war so gut, weil Sie ihm Priorität einräumten.

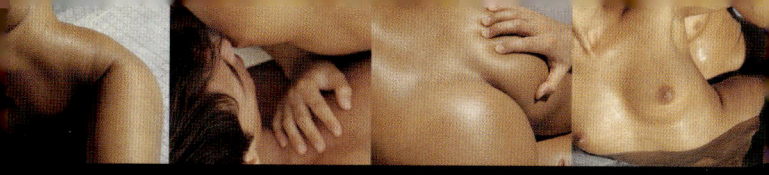

ZUM AUSPROBIEREN

Sorgen Sie für ein erotisches Schlafzimmer Es sollte warm genug sein. Gedämpftes Licht (Teelichter auf einer Platte am Boden machen sich gut), Aromaöle oder Duftkerzen und Musik sorgen für Atmosphäre. Laut Kamasutra sollen alle Sinne einbezogen werden.

Machen Sie sich attraktiv Schlüpfen Sie in etwas, das sexy wirkt.

Sorgen Sie für leckere Knabbereien Essen Sie sie und trinken Sie ein Glas Champagner.

Bürsten oder spielen Sie mit den Haaren Das kann man sogar beim Fernsehen machen.

Nehmen Sie sich eine Seite des *Kamasutra* vor und planen Sie **mindestens eine solche Sexsession im Monat ein.**

Baden Sie zusammen Seifen Sie sich gegenseitig ein und trocknen Sie sich danach gegenseitig ab. Waschen Sie einander die Haare. Viele Menschen finden das sexy, besonders wegen der Kopfmassage.

Massieren Sie einander Das haben Sie schon Millionen Male gehört ... tun Sie's einfach! Meist verwöhnt man sich nur am Anfang damit, dann versandet das Ganze. Lassen Sie das Massieren wieder aufleben. Eindeutige Darstellungen im *Kamasutra* zeigen Männer, die die Klitoris ihrer Partnerin mit ihrem großen Zeh stimulieren. Versuchen Sie's unter der Tischdecke eines feinen Restaurants.

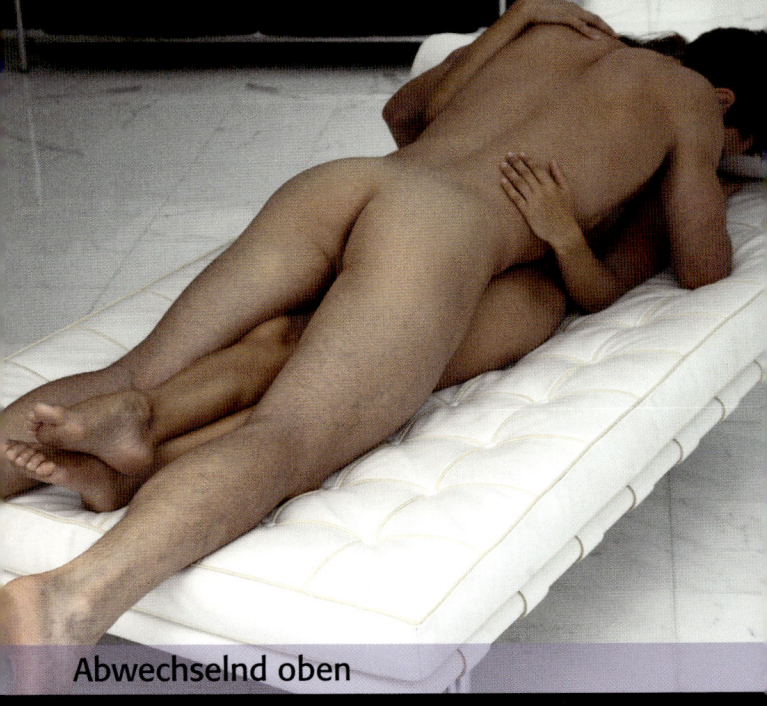

Abwechselnd oben

GEKREUZTE FUSSKNÖCHEL

Besonders zu empfehlen, wenn sein Penis eher klein ist: jede Stellung, in der sie die Beine zusammenpresst, macht die Scheide eng und sorgt für mehr Reibung. Wenn sie die Knöchel kreuzt, verrutschen ihre Beine nicht. Er dringt nicht tief ein, das hat für beide Vorteile. Im vorderen Drittel der Scheide sitzen die meisten Nervenenden und das ist auch die engste Stelle,

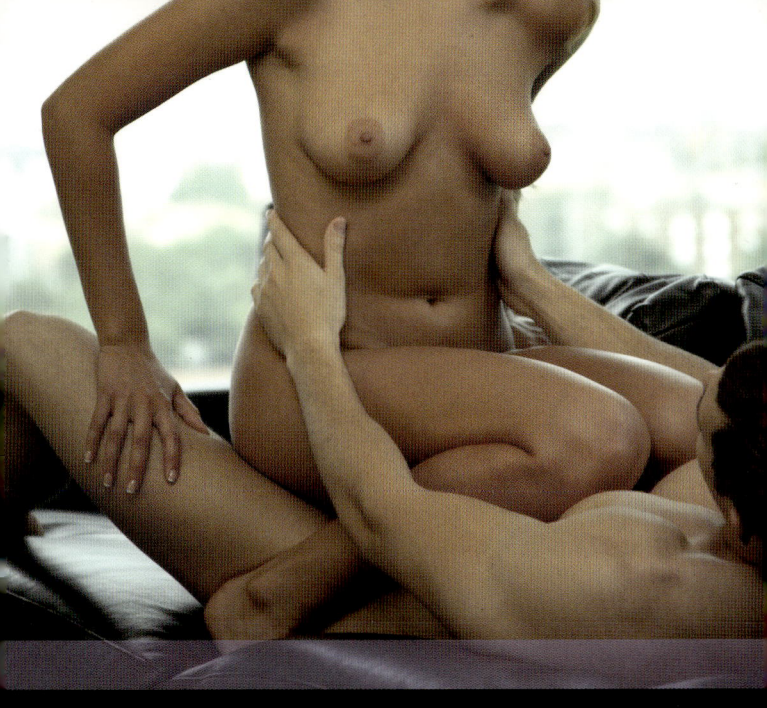

DIE BIENE

Fühlen Sie sich heute ausgesprochen kraftvoll? Dann wagen Sie sich an die Biene – sie sieht leicht aus, verlangt aber Übung und Krafteinsatz von beiden. Er liegt auf dem Rücken, sie setzt sich auf ihn, die Füße stellt sie neben seine Hüften. Nun stützt sie sich an seinen Knien ab und schwingt ihr Becken über seinem Penis seitwärts hin und her und lässt es kreisen, wie eine Biene,

Gepresst

Sie lehnt sich in erotisch unterwürfiger Pose nach hinten, er kann die Aktion von oben beobachten.

So geht's

Sie setzt beide Füße auf seiner Brust auf. Gleichzeitig klammert sie sich oben an seinen Oberschenkeln fest, damit sich ihre Becken nicht voneinander lösen. Er stützt sie, indem er ihre Füße festhält. Diese Stellung macht die Scheide kürzer und enger, also besonders anschmiegsam. Außerdem kann man dabei gut die Stoßtechniken üben, anfangs etwa einen Mix aus tiefen und flachen Stößen. Und er kann zusehen, wie sein Penis hinein- und herausgleitet.

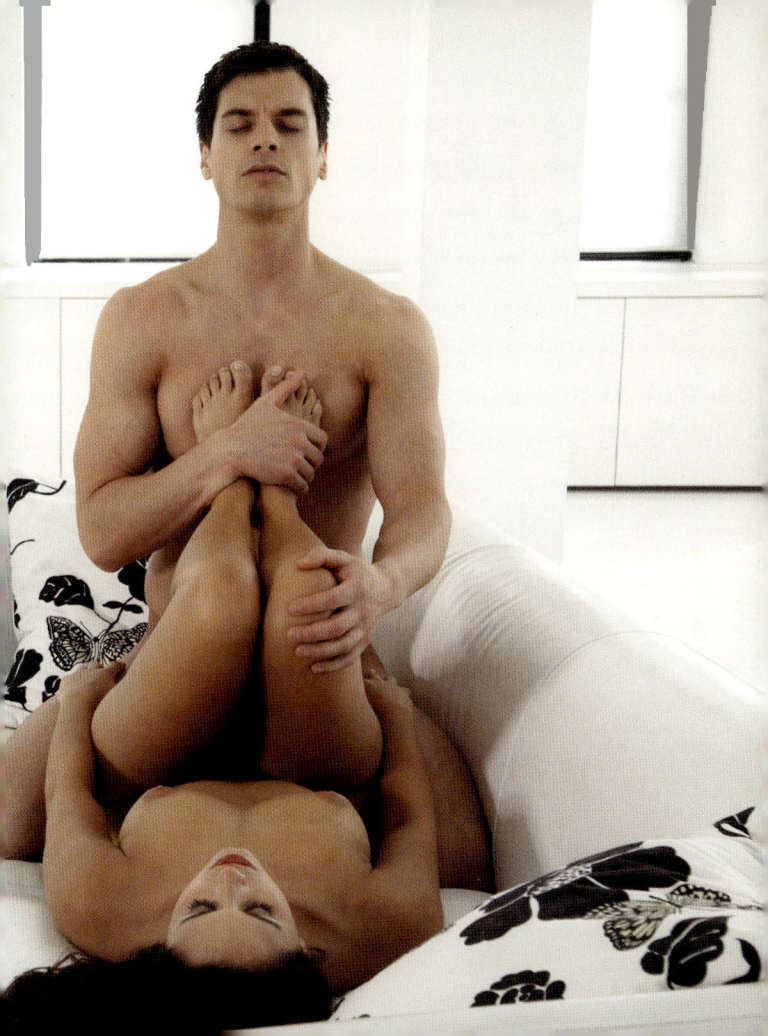

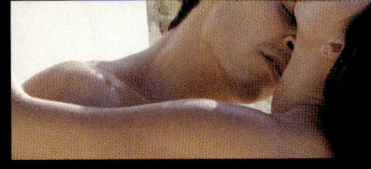

Kunstvolle Küsse

Das *Kamasutra* macht Küssen zu einer Kunstform. Man erfährt nicht nur, wie man küssen soll, sondern auch wohin und wann. Küssen gilt als mächtiges Instrument, um den Partner zu manipulieren, damit die eigenen Bedürfnisse gestillt werden. Küsse, mit denen Sie Ihre Partnerin morgens wecken (beim »Kuss, der die Liebe entfacht« gibt man der schlafenden Partnerin einen Schmatz, um zu zeigen, dass man Lust auf Sex hat) oder sie richtig nerven möchten. »Der abwendende Kuss« ist angesagt, wenn man sich vernachlässigt fühlt.

Das *Kamasutra* macht **Küssen zu einer Kunstform.** Man erfährt nicht nur, **wie man küssen soll**, sondern auch **wohin und wann.**

Wie wär's damit: Legt eine Frau ihren Kopf auf den Schenkel des Mannes, während sie ihn badet, und gibt ihm einen kleinen Kuss auf den Oberschenkel, dann gilt das als »demonstrativer Kuss«, der ihn »entflammen« soll.

Auch für die Standardvarianten gibt es unzählige ausgefallene Namen. Beim »pulsierenden Kuss« etwa bewegt man einfach bloß die Unterlippe, die Oberlippe bleibt ruhig. Der »geneigte Kuss« klingt ungewohnt, bedeutet aber nur, dass Sie Ihre Gesichter leicht zur Seite neigen. Und der »Zungenkampf« ist ein anderer Name für engagierte Zungenküsse.

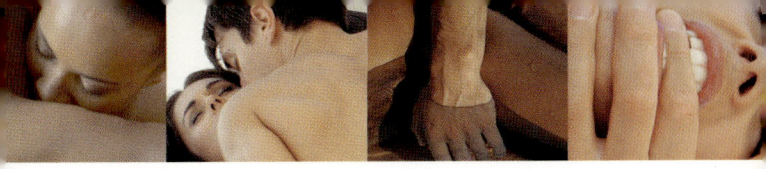

RAFFINIERTE KUSSTECHNIKEN ZUM AUSPROBIEREN ...

Wenn man bedenkt, dass unsere Zunge mehr Nervenenden und mehr Muskeln enthält als praktisch jeder andere Körperteil, dann liegt auf der Hand, wieso die Zungenspiele beim Sex eine so große Rolle spielen.

Blickkontakt Schauen Sie einander beim Küssen oft und lange tief in die Augen.

Erkunden Sie das Gesicht mit Ihrer Zunge, lecken Sie die Augenlider, die Ohren, die Unterseite des Kinns. (Igittigitt? Überlegen Sie mal, mit welchem Lecken Sie den anderen sonst so verwöhnen!)

Saugen Sie gleichzeitig an der Zunge des anderen – ruhig fest – kurz vor dem Höhepunkt. Führen Sie einen Finger ein, während Sie am Mund des anderen lecken und saugen. Er saugt dabei an Ihrem Finger.

Erotische Küsse nach dem Orgasmus können ihn verlängern.

Stoßen Sie mit der Zunge wie im Takt des Geschlechtsverkehrs.

Halten Sie inne beim Küssen, um den Gesichtsausdruck des anderen wahrzunehmen und Blickkontakt herzustellen. Verweigern Sie sich noch einige Sekunden, wenn der andere weitermachen will.

Ein Kuss wird seelenvoll, wenn Sie das Gesicht des anderen mit den Händen halten; er wird leidenschaftlich, wenn Sie seine Arme mit einer Hand über dem Kopf zusammenhalten und beim Küssen mit der anderen Hand den Körper abtasten.

Seelenkuss Ihr Partner masturbiert bis zum Höhepunkt, während Sie ihn mit intensiven, erotischen Küssen verwöhnen. Kurz vor dem Orgasmus nehmen Sie sein Gesicht in Ihre Hände und schauen ihm tief in die Augen. Diese Übung ist unglaublich intim und verbindend.

Erotisch

Exotisch

Exquisit

Exhibitionistisch

Exzellent

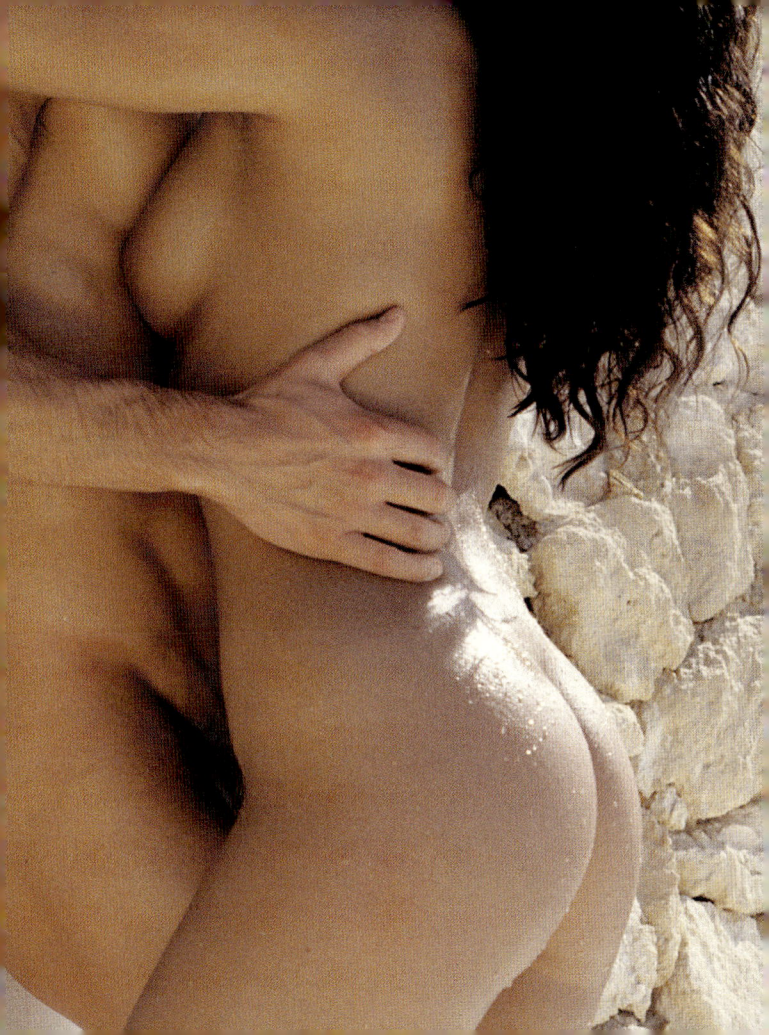

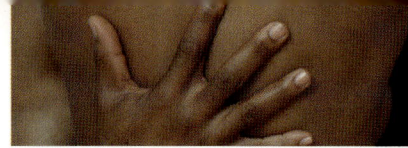

Ausgefallene Umarmungen

Das *Kamasutra* geht sehr ins Detail – selbst bei einfachen Dingen wie einer Umarmung. Für Vatsyayana war das Leben eine Aufgabe, die es zu begreifen und zu meistern gilt. Das bedeutete letztlich, dass man alles auseinandernimmt und untersucht, um zu verstehen, wie die Dinge zusammenhängen und funktionieren. Eine Umarmung etwa sendet für ihn unendlich viele Signale aus. Eine Umarmung ist nie nur eine Umarmung – jede einzelne drückt eine spezielle Botschaft aus. Zögernd und gespannt: »Ich will dich so sehr!« Innig und intim: »Ich liebe dich!« Steif und distanziert: »Ich bin sauer auf dich!« Ob sich unsere Art zu kuscheln und den anderen zu umarmen in den letzten rund 2000 Jahren verändert hat? Längst nicht so sehr, wie Sie meinen! Auf der nächsten Seite finden Sie sechs Umarmungen, die Sie ausprobieren sollten:

Eine Umarmung ist nie nur eine Umarmung – jede drückt eine spezielle Botschaft aus.

1. Die berührende Umarmung
Kamasutra: Er streift sie »zufällig« und berührt sie vorne oder seitlich.
Heute: Verliebte platzieren oft ihre Hände, Schenkel oder Füße in nächster Nähe der Angebeteten und tun so, als ob die Berührung ein Versehen war. Das können Sie durchaus auch mal zu Hause machen.

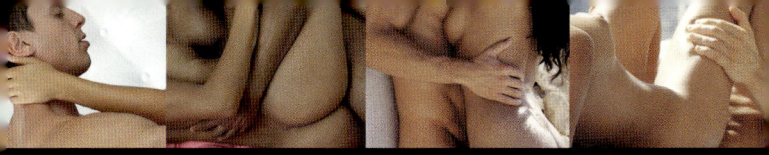

2. Die durchdringende Umarmung
Kamasutra: Sie beugt sich nach vorn, als ob sie etwas aufheben wollte, dabei streifen ihn ihre Brüste und er liebkost sie.
Heute: Das ist wohl etwas zu direkt und geht noch vor dem ersten Date höchstens in der Fantasie gut. Streicheln Sie nur mit den Augen!

3. Die reibende Umarmung
Kamasutra: Man läuft zu zweit in der Öffentlichkeit rum; die Körper reiben sich aneinander.
Heute: Nichts Neues an dieser Front.

4. Die drückende Umarmung
Kamasutra: Einer von Ihnen drückt den anderen an die Wand oder eine Säule, verrückt vor Leidenschaft.
Heute: Ein hoher Kühlschrank tut es auch.

5. Umschlingen wie eine Kletterpflanze
Kamasutra: Im Stehen umarmt und umfängt sie ihn wie ein Efeu einen Baum, zieht sein Gesicht zu sich hin, schaut ihn liebevoll an.
Heute: Er wird Ihnen binnen Sekunden das Gesicht wegknutschen.

6. Sesam und Reis vermischen
Kamasutra: Im Liegen umarmen sich die Liebenden eng, die Arme und Beine geraten durcheinander, die Schenkel reiben sie aneinander.
Heute: Die hektische Standardprozedur.

03

TOP-STELLUNG

Neben-einander

Intensiver Blickkontakt, in die Arme des anderen gekuschelt – eher eine erotische Umarmung als Sex.

So geht's

Diese Stellung ist hervorragend geeignet, um sich mit einem zurückhaltenden Partner an spirituellem Sex zu versuchen. Beginnen Sie in der Missionarsstellung und rollen Sie sich dann gemeinsam umarmt auf die Seite. Er legt sein oberes Bein um ihre Hüfte. Statt der üblichen Stöße genießen Sie kleine, dezente Stoßbewegungen, während sie dabei ihren Beckenboden anspannt.

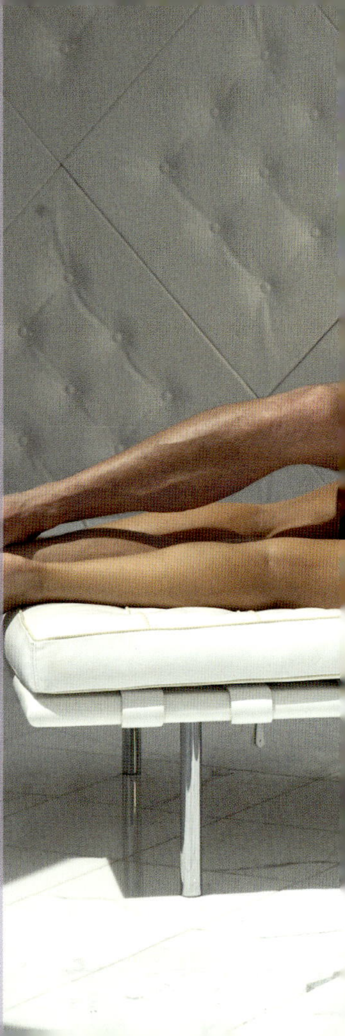

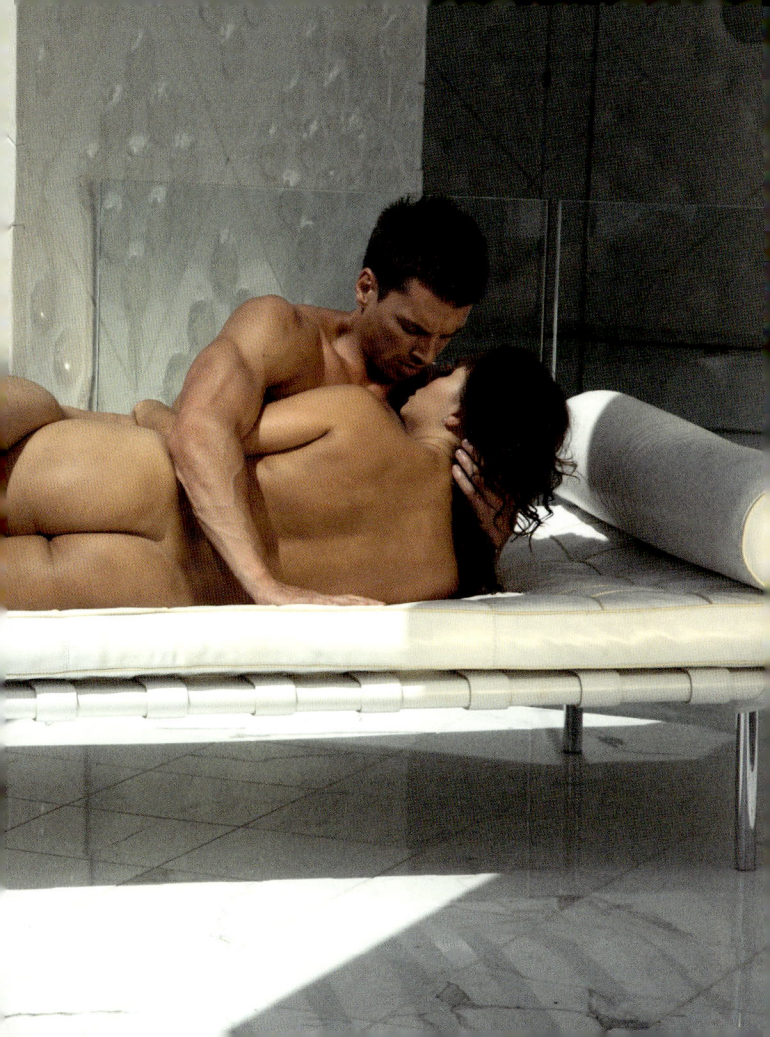

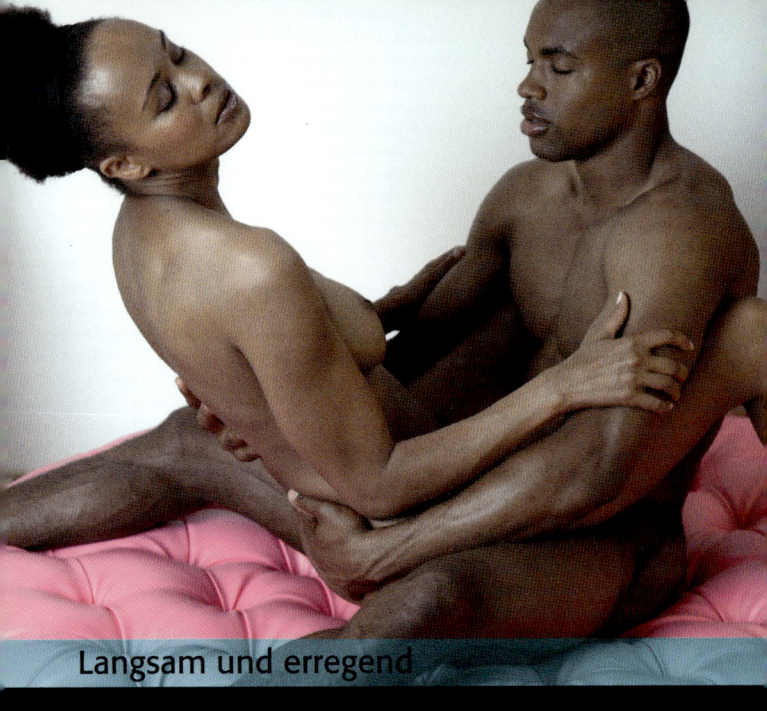

Langsam und erregend

VERBINDUNG DER LIEBENDEN

Er sitzt mit gespreizten, ausgestreckten Beinen. Sie setzt sich auf ihn und lässt ihn eindringen, bevor sie sich auf seinen Schoß setzt. Sie hält sich an seinen Oberarmen fest, er stützt sie am Rücken. Dabei bekommt wahrscheinlich keiner von Ihnen einen Orgasmus, aber Sie können die sexuelle Verbindung genießen. Hier sollen Sie jede sexuelle Empfindung würdigen, statt nur auf den Geschlechtsverkehr mit Orgasmus fixiert zu sein.

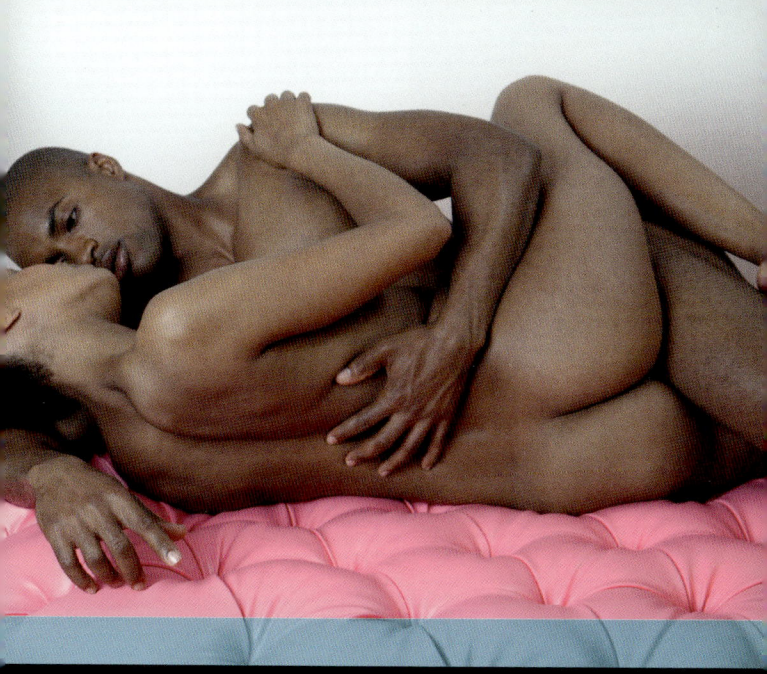

SEITLICHES SCHMIEGEN

Lustvoll, aber träge, kuschelig, aber sinnlich – seitliche Stellungen sind geeignet, wenn Sie erregt sind und Lust auf Sex haben, aber nicht gerade vor Dynamik überschäumen. Man hat jede Menge Hautkontakt und kann die Hände über den Körper des anderen wandern lassen. Die Becken aneinanderzureiben funktioniert hier besser als das traditionelle Rein-raus-Spiel. In der Theorie dient das zum Erlernen verschiedener Stoßtechniken.

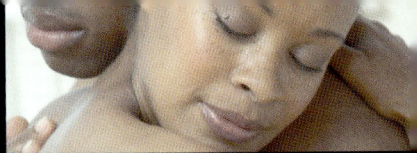

Sex mit Seele

In der modernen Gesellschaft werden Sex und Liebe gern getrennt – spiritueller Sex zielt darauf ab, die beiden wieder zu vereinen. Hier sind Sie richtig, wenn Sie beim Sex heiße Begierde und Romantik verbinden wollen.

Beim Orgasmus gibt es den Moment, wo die restliche Welt aufhört zu existieren. Kostbare Sekunden konzentrieren wir uns ausschließlich auf das, was wir gerade erleben. Wir tauchen mit dem Partner ein, ertrinken und schweben in unserer Lust. Stellen Sie sich vor, dieses Gefühl könnte beinahe die ganze Zeit, die der Sex dauert, anhalten. Und Ihr Partner erlebt das alles mit Ihnen zusammen. Das ist Sex mit Seele.

Haben Sie Lust? Dachte ich mir doch. Wir tun zwar gerne so, als ob uns am *Kamasutra* nur die ausgefallenen Stellungen faszinieren, aber das Spannende daran ist eben auch die andere Art von Sex – Sex, der entschieden besser ist als das, was wir derzeit praktizieren. Spiritueller Sex erfordert aber eine Änderung unserer Denkgewohnheiten. In dem Moment, in dem wir uns verlieben, erhebt uns das über die weltliche Seite des Lebens und entführt uns aus dem Alltag in eine freudige Verrücktheit. Deshalb ist der Gedanke, dass Sex das auch könnte – nicht nur am Anfang, sondern das ganze Leben lang –, so ungeheuer reizvoll.

Seine Einstellung zu ändern braucht eine Weile, ist im Grunde aber ganz einfach: Bringen Sie Liebe und Sex wieder zusammen, und schenken Sie Ihrer Liebe Zeit – das kostbarste Geschenk, das man heute machen kann.

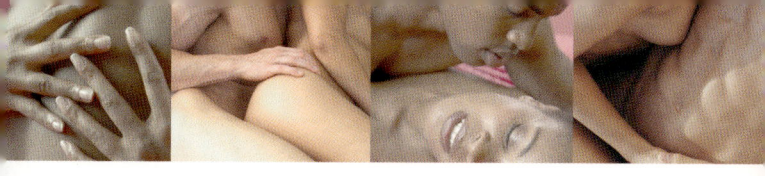

SO WIRD ALLTAGSSEX SPIRITUELL

Hier sind kleine, aber wichtige Tipps, wie Sie etwas mehr Tiefe und Gefühl in den normalen Rein-raus-Sex bringen.

Sex ist keine rein körperliche Aktivität Stellen Sie sich vor, auch geistig und seelisch eins mit dem anderen werden.

Stellen Sie sich einen Energieaustausch vor Auch wenn Sie nicht glauben, dass Sie den Fluss sexueller Energie in Ihrem Körper willkürlich lenken könnten, sollten Sie diesen Fluss nicht infrage stellen. Es geht dabei lediglich um die Erregung und darum, den anderen zu begehren.

Halten Sie Blickkontakt beim Sex Die meisten schließen beim Sex die Augen, um sich besser auf ihre Empfindungen konzentrieren zu können. Andere finden es etwas peinlich, den Partner dabei zu beobachten, und befürchten, dabei loszukichern. Am Anfang fühlt es sich vielleicht etwas komisch und allzu intim an, aber wenn man das einmal überwunden hat, ist es total sexy und man fühlt sich viel enger mit dem anderen verbunden. Wenn Sie es nicht die ganze Zeit schaffen, versuchen Sie, einander immer wieder kurz in die Augen zu schauen.

Synchronisieren Sie Ihre Atmung Der Austausch der Atemluft ist nichts für Zimperliche. Aber gleichzeitig atmen ist einfach und ebenfalls wirkungsvoll. Es ist beruhigend und man fühlt sich vereint.

Lassen Sie Ihre Gedanken nicht abschweifen Hören Sie auf, Sex danach zu beurteilen, wie intensiv Ihre Orgasmen waren und wie viele Stellungen Sie durchgeturnt haben. Stellen Sie sich Sex nicht als Anfang (Vorspiel), Mitte (Geschlechtsverkehr) und Ende (Orgasmus) vor, sondern als Zeit, in der Sie sich gegenseitig Lust schenken und verbunden sind.

Umklamme-rung

Kommt Ihnen bekannt vor? Ist es auch, bloß ein anderer Name für die gute alte Missionarsstellung.

So geht's

Wenn Sie einander so richtig nahe sein wollen, gibt es nichts Besseres. Viel passiert hier eigentlich nicht: Sie liegt auf dem Rücken, die Beine gespreizt, er legt sich auf sie und dringt ein – die Lieblingsstellung der meisten Paare auf der ganzen Welt. Und das nicht ohne Grund: Man kann dabei lecken, beißen und küssen, den Gesichtsausdruck des anderen beobachten, Brüste und Pobacken begrabbeln und sich schlimme Dinge ins Ohr flüstern.

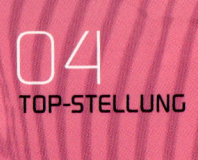

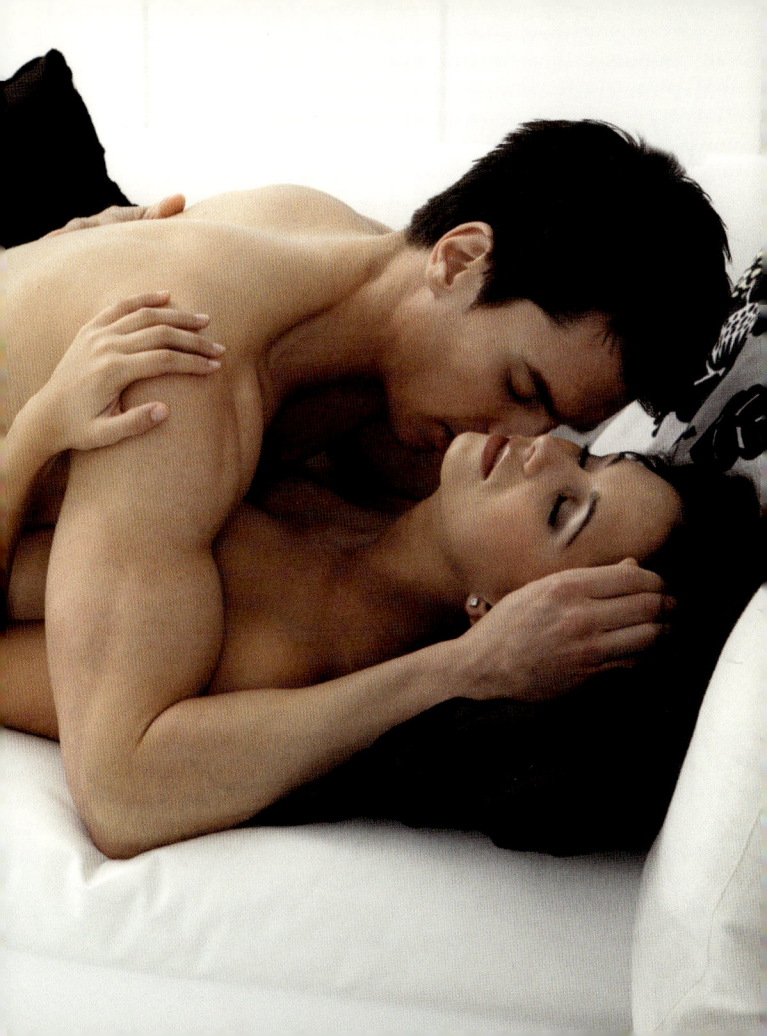

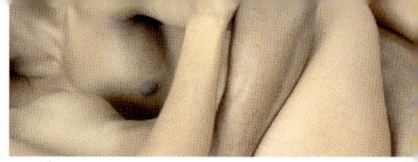

Machen Sie sich stark

Sie können trainieren, wie Sie wollen, aber wenn Sie sich nicht am Riemen reißen und für Spannung sorgen, wird es wohl nichts mit dem überirdischen Sex. Hier erfahren Sie, welche geheimen Techniken es wirklich bringen.

Sie sind jetzt bereit, ein, zwei Stufen höher zu steigen. Um den spirituellen Sex zu meistern, müssen Sie beide angemessen fit sein. Dabei geht es besonders um die Kontrolle der Beckenbodenmuskulatur. Wussten Sie schon, dass Männer durch den Einsatz ihres Musculus pubococcygeus (PC-Muskels) die Ejakulation hinauszögern bzw. unterdrücken und so multiple Orgasmen bekommen können? Multiple Orgasmen bei Männern sind selten, wohl weil sie so viel Beherrschung verlangen. Sollte nach einem gigantischen »Bom-chicka-wow-wow«-Erlebnis Ihre Freundin sagen »Du bist der Beste im Bett!«, dann könnte Folgendes der Auslöser sein.

Die Beckenbodenmuskeln ziehen sich vom Penis bzw. vom vorderen Ende der Vulva bis zum Anus. Ihr Training hat für Männer wie für Frauen immense Vorteile. Je besser Sie diese Muskulatur beherrschen, umso besser fühlt sich der Sex für Sie beide an. So können Sie mit der Scheide den Penis schön eng umschließen, was sich für ihn besser anfühlt und gleichzeitig Ihre Orgasmen verstärkt. Zusätzlich sorgen die Übungen für stärkere Erregung, weil sie im Becken die Durchblutung fördern. Auch falls Sie den Jackpot der multiplen Orgasmen nicht knacken, werden Sie beide ganz erheblich von regelmäßigem Beckenbodentraining profitieren.

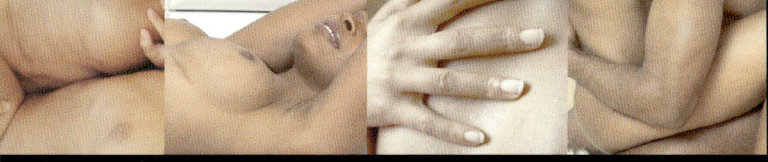

FÜR IHN

Sie spannen und entspannen den Muskel, mit dem Sie den Urinfluss unterbrechen, den Po zusammenkneifen und den Penis anheben.

1. Atmen Sie ein und konzentrieren Sie sich auf Ihren PC-Muskel.
2. Atmen Sie aus und spannen Sie den Muskel an.
3. Atmen Sie ein und entspannen Sie ihn.
4. Wiederholen Sie das Ganze 10-mal, 3- bis 4-mal täglich.

DIE NÄCHSTE STUFE

Wenn Sie spüren, dass Sie kurz vor der Ejakulation stehen, spannen Sie den Muskel so fest es geht an und atmen Sie tief. Dadurch sollte sich der Samenerguss (mit ausreichend Training und Geduld) hinauszögern lassen.

FÜR SIE

Im *Kamasutra* heißt es Zangentechnik, wenn eine Frau beim Geschlechtsverkehr ihren Beckenboden und die Scheidenmuskulatur anspannt. Wenn Sie ausprobieren wollen, ob Sie es richtig machen oder vorankommen: Einfach einen Finger einführen und gaaanz fest zusammendrücken!

1. Atmen Sie ein und entspannen Sie bewusst die Zone um Ihre Scheidenöffnung und den Anus.
2. Atmen Sie aus und ziehen Sie die Zone ein, bis Sie spüren, dass sie sich anhebt. Üben Sie 10- bis 20-mal, 3- bis 4-mal täglich.

DIE NÄCHSTE STUFE

Üben Sie, beim Sex die Muskeln anzuspannen und loszulassen. Pumpen Sie Ihr »Chi« (die Lebensenergie, die den Körper durchströmt) mit diesen Muskeln durch Ihren Körper, bis Sie einen Ganzkörperorgasmus erleben!

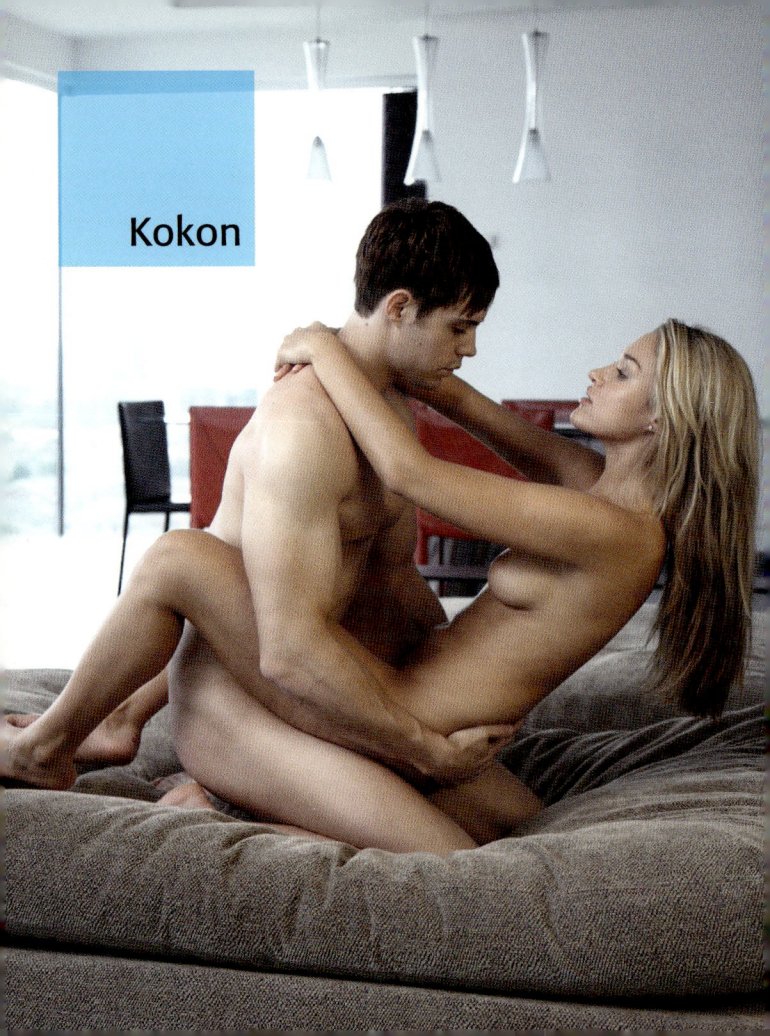

Kokon

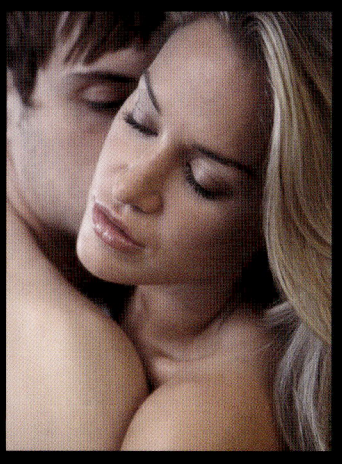

<<1. SCHRITT

Umarmen Sie einander und atmen Sie im gleichen Rhythmus. Man soll sich dabei »auf einem spirituellen Level verbinden« (Küssen stört nicht). Bleiben Sie einige Minuten mit Ihrer Aufmerksamkeit ganz in der Gegenwart.

2. SCHRITT

Er kniet sich hin, sie klettert auf ihn, sie lässt ihn eindringen, aber noch nicht zustoßen! Umarmen Sie einander weiter, es geht darum, mit dem Partner eins zu werden, wie in einem Liebeskokon.

<<3. SCHRITT

Jetzt kommt endlich etwas Action ins Spiel … Sie lehnt sich nach hinten und er hebt sie hoch und setzt sie oben auf seine Schenkel. Sie hält sich an seinem Nacken fest, während er sie vor und zurück bewegt, um für die lang ersehnte Reibung zu sorgen. Kuscheln Sie sich wieder aneinander, wenn Sie noch mehr rumschmusen wollen (wer wollte das nicht!).

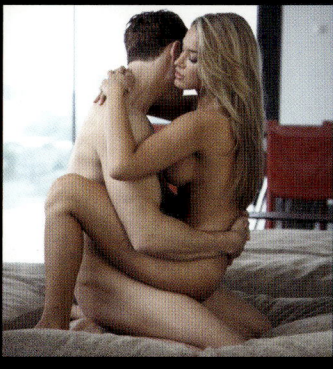

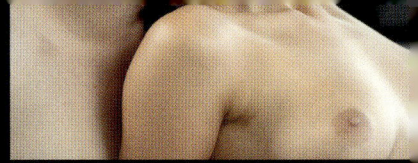

Schicke neue Stöße

Eine neue Stoßtechnik kann langweiligen Sex in ein erfrischend-knackiges, leidenschaftliches Liebesspiel verwandeln. An dem Punkt ist das *Kamasutra* ausgesprochen inspirierend, denn es bietet Ihnen gleich zehn verschiedene Stoßtechniken zur Auswahl. Sie sollten sie nicht alle bei einer Session anbringen – schließlich soll es sexy wirken und nicht wie Elvis auf Speed.

Auf dem Gebiet der Stoßtechniken sind die allermeisten Männer oberfaul: rein-raus-rein-raus (gähn) rein-raus. Das gleiche Tempo, die gleiche Tiefe, die gleiche Hüftbewegung, das gleiche elende Alles. Dabei braucht es gar nicht viel, um uns zu beeindrucken, weil das traditionelle Gestößel so zur Norm geworden ist. Einen leichten, sexy Schlenker zusammen mit einer reibenden, kreisenden Bewegung – schon sind Sie zum besten Liebhaber aller Zeiten aufgestiegen. Also Schluss mit faul und Abwechslung her.

Sie sollten nicht alle Stöße bei einer Session anbringen – **schließlich soll es sexy wirken und nicht wie Elvis auf Speed.**

DIE BESTEN STOSSTECHNIKEN

Butterfass　Er hält seinen Penis am Ansatz und bewegt ihn kreisförmig in der Scheide. Tolle Variante: Er nimmt seinen Penis und reibt und reizt damit ihre Klitoris, bis sie kurz vor dem Orgasmus ist. Dann dringt er in letzter Sekunde ein und bewegt ihn mit der Hand in der Scheide im Kreis.

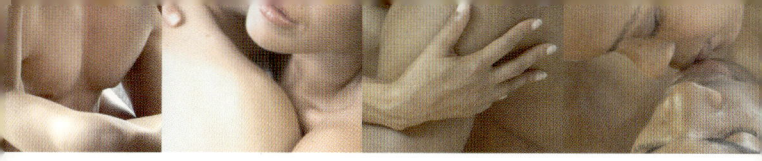

Zweischneidiges Schwert Er dringt ganz gerade tief in die Scheide ein, weg vom G-Punkt. Das beschert Ihnen ganz andere Empfindungen.

Reiben Sie legt sich ein Kissen unter den Po und er stößt nach oben. Die Stellen sind leichter erreichbar, es wird bequemer und die Winkel verändern sich, was die Sache spannend macht.

Drücken Im Original lautet die Anweisung, den Penis »erregt« in ihren Schoß zu drücken und dort zu lassen. Das dient dazu, die Erregung etwas zu dämpfen, um die Ejakulation hinauszuzögern.

Ansturm Er zieht sich vollständig zurück und dringt dann mit einem schnellen, festen Stoß ein. Manche Frauen (ich beispielsweise) zucken bei dem Gedanken eher zusammen als dahinzuschmelzen. Wenn Sie beide nicht besonders auf ganz tiefe Penetration stehen, probieren Sie das bitte erst mal vorsichtig aus.

Eberstoß Er übt gleichbleibenden Druck auf eine Seite der Scheide aus. Beide ausprobieren – eine Seite ist meist empfindlicher als die andere.

Stierstoß Er stößt wild in alle Richtungen wie ein Stier, der seine Hörner schüttelt. Damit sollten Sie aber warten, bis Sie sich etwas besser kennen. Für ein erstes Mal ist es nicht zu empfehlen: Sie könnten wie ein allzu enthusiastischer Irrer dabei wirken.

Spatzensport Er stößt schnell und flach immer wieder in die Scheide. Nicht zu empfehlen, wenn er kurz vor dem Höhepunkt ist … huch!

Spatzenspiel Er erschaudert unfreiwillig in ihr, wie bei seinem Orgasmus. Das braucht man nicht zu üben, meist passiert es von ganz allein.

Liebesschneider Er führt lediglich die Eichel ein und macht einige ganz kleine Stöße. Dann stößt er den Penis komplett in die Scheide. Natürlich soll man das Ganze mehrmals wiederholen – wenn man's schafft.

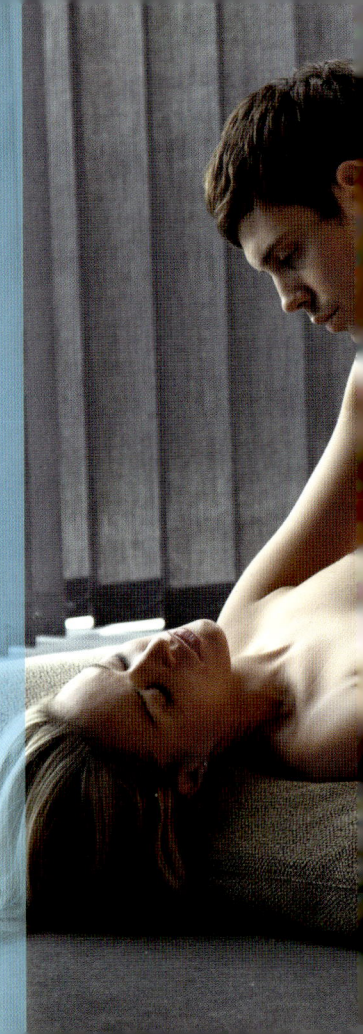

Umschlingen

Er ist zwar oben, aber indem sie ein Bein um seinen Oberschenkel legt, übernimmt sie das Kommando.

So geht's

Der Unterschied zur normalen Von-vorne-Stellung ist klein, aber oho! Sie schlingt ein Bein um seinen Schenkel, um ihn so nah wie möglich an sich zu ziehen. Durch den Druck ihres Beins kann sie auch die Tiefe, den Rhythmus und das Tempo seiner Stöße kontrollieren. Schwieriger wird das Ganze im Stehen.

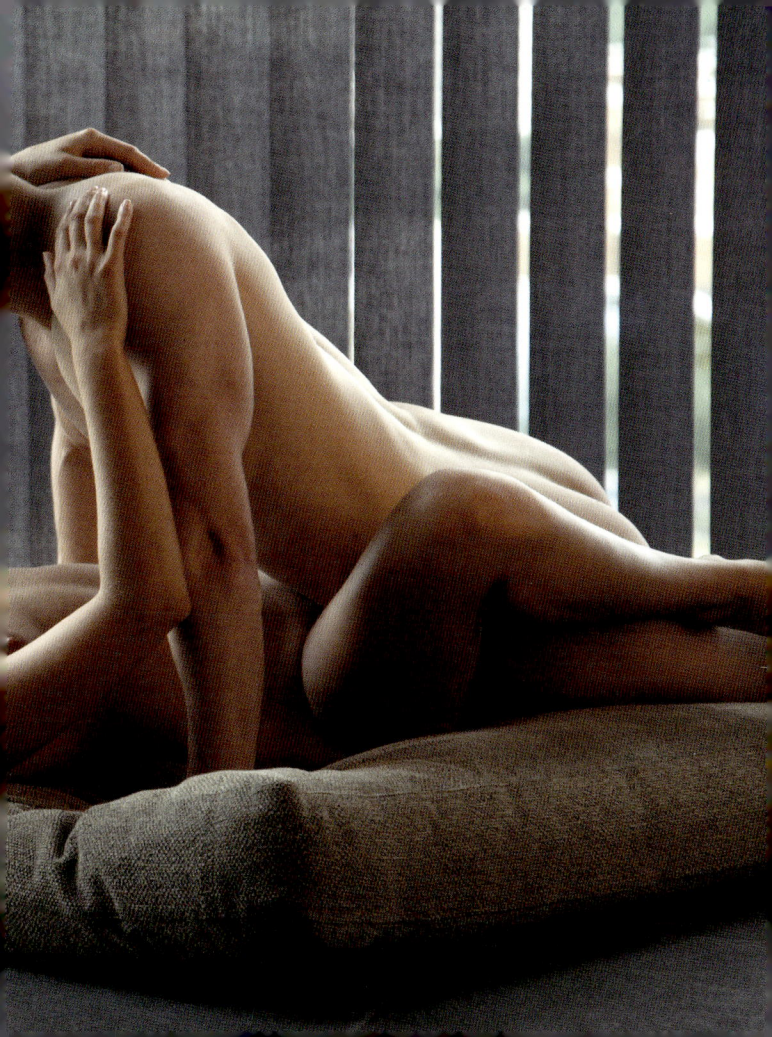

Erotisch

Exotisch

Exquisit

Exhibitionistisch

Exzellent

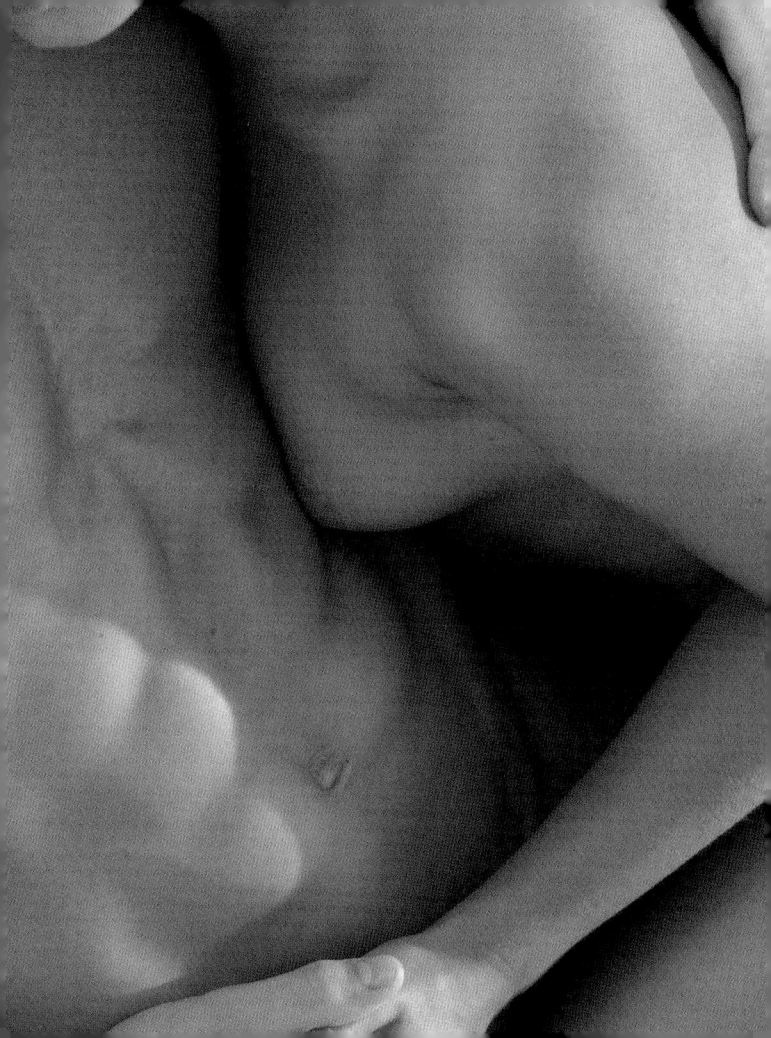

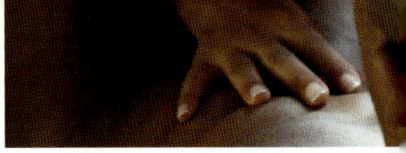

Hand anlegen

Zwischen seiner Hand und seinem Penis besteht längst eine innige Beziehung, deshalb heißt es auch, niemand könne einen Mann so gut masturbieren wie er selbst. Außer man macht es auf eine Weise, die er alleine auf keinen Fall hinbekommt…

Das *Kamasutra* ist ganz der Lust gewidmet. Man soll jeden Teil beim Sex einzeln genießen und nicht bloß als einen weiteren Schritt auf dem Weg zum Geschlechtsverkehr betrachten. Frauen bringen ihren Partner vorwiegend am Beginn einer Beziehung mit manueller Stimulation bis zum Höhepunkt, besonders in der »Lass-uns-mit-dem-Geschlechtsver-kehr-noch-warten«-Phase. Wir zögern die Penetration vielleicht hinaus, damit man uns nicht für »leicht zu haben« hält, aber ihm solange unsere helfende Hand zu verweigern, wäre dann doch zu unhöflich. Darum ist die Masturbation, oft gegenseitig, meist die erste sexuelle Erfahrung bei Paaren. Nur leider landet sie häufig in der »Letzte-Zuflucht-Schublade«, sobald sich erst mal Oralsex und Geschlechtsverkehr ins Schlafzimmer gedrängt haben. Die Anhänger von spirituellem Sex würden wohl die Hände in die Luft recken vor Entsetzen, wenn man ihnen mitteilte, wie ein sexueller Akt, der alle Starqualitäten hat, heute gering geschätzt wird.

Es entgeht ihm auch etwas, wenn Sie jedes Mal die gleiche Technik ein-setzen. Probieren Sie auch wirklich jede aus! Alle funktionieren besser mit Gleitmittel – einfach etwas in die Hand nehmen und anwärmen.

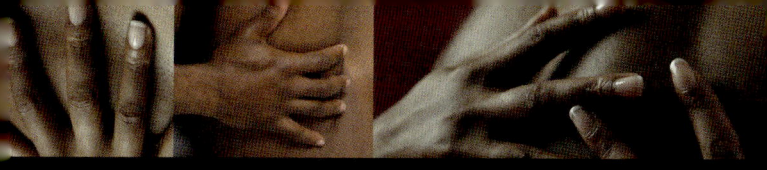

IST ER BESCHNITTEN?

Und vergessen Sie nicht, dass Sie einige Techniken anpassen müssen, je nachdem, ob er beschnitten ist oder nicht. Bei unbeschnittenen Männern ist die Penisspitze besonders empfindlich, weil sie meist von der Vorhaut bedeckt ist und nicht daran gewöhnt, sich etwa ungeschützt an Kleidung zu reiben. Fangen Sie sanft an und bitten Sie ihn um Feedback. Lassen Sie sich von ihm zeigen, wie er es selbst macht, und machen Sie es dann nach. Achten Sie darauf, dass Sie zu Beginn Ihre Hand genauso halten und an die gleiche Stelle legen wie er.

Zwischen seiner Hand und seinem Penis besteht längst eine innige Beziehung. Tun Sie deshalb etwas, **das er alleine auf keinen Fall hinbekommt.**

DA CAPO, DA CAPO!

Bringen Sie ihn relativ früh während Ihrer Sexsession mit der Hand zum Höhepunkt, lassen Sie ihn sich dann ein wenig auf Sie konzentrieren und massieren Sie ihn, bis er wieder erregt ist. Beim zweiten Mal hat er viel bessere Chancen, bei der Penetration länger durchzuhalten. Eine wirksame Technik, seinen vorzeitigen Höhepunkt zu verhindern: Führen Sie einen Finger bis zum ersten Gelenk in seinen Anus ein und drücken Sie die kleine Delle. Gleichzeitig spannt er die Beckenbodenmuskulatur an.

TECHNIKEN FÜR DIE HANDARBEIT

Mit diesen Vorschlägen durchbrechen Sie Ihre Routine. Wenn Sie ihn schon lange nicht mehr mit der Hand verwöhnt haben, wird er sie lieben!

Gummipuppe Verschränken Sie Ihre Finger und lassen Sie zwischen Fingern und Daumen etwas Platz, als ob Sie eine künstliche Scheide formen würden. Sein Penis kuschelt sich hinein und Sie bewegen Ihre Hände mit festem Griff auf und ab. Drehen Sie sie zur Abwechslung auch hin und her.

Starkmacher Wenn er noch keine richtige Erektion hat, nehmen Sie den Penis am Ansatz mit festem Griff und drücken ihn, während Sie die ganze Länge nach oben wandern (dann mit der anderen Hand wiederholen).

Gliedmassage Legen Sie Ihre Hände seitlich an den Penis und drücken Sie ihn an seinen Bauch. Massieren Sie nun mit Ihren Daumen in der Mitte des Schafts entlang auf und ab.

In die Höhe schrauben Verschränken Sie Ihre Finger und legen Sie Ihre Hände um den Penisansatz. Wandern Sie dann den Penis nach oben, wobei Sie Ihre Hände ständig hin und her drehen, sodass Sie immer wieder neue Winkel und neue Stellen erreichen.

Die große Presse Umfassen Sie den voll erigierten Penis mit festem Griff oben am Schaft. Daumen und Zeigefinger sollen an der Corona glandis (der wulstförmige Eichelkranz) anliegen, die die Eichel vom Penisschaft trennt. Pressen Sie die Finger eine Sekunde lang zusammen, lassen Sie los und drücken Sie erneut, kombiniert mit einer konventionellen Bewegung.

Pfadfinder Stellen Sie sich einen Pfadfinder vor, der Feuer machen will, indem er einen Stock zwischen seinen Händen rollt. Halten Sie Ihre Handflächen gerade rechts und links an den Penis und gleiten Sie in gleichbleibendem Rhythmus von unten nach oben und wieder zurück, während Sie ihn hin und her rollen und reiben. Fangen Sie langsam an und steigern Sie den Druck und das Tempo, wenn er sich dem Höhepunkt nähert.

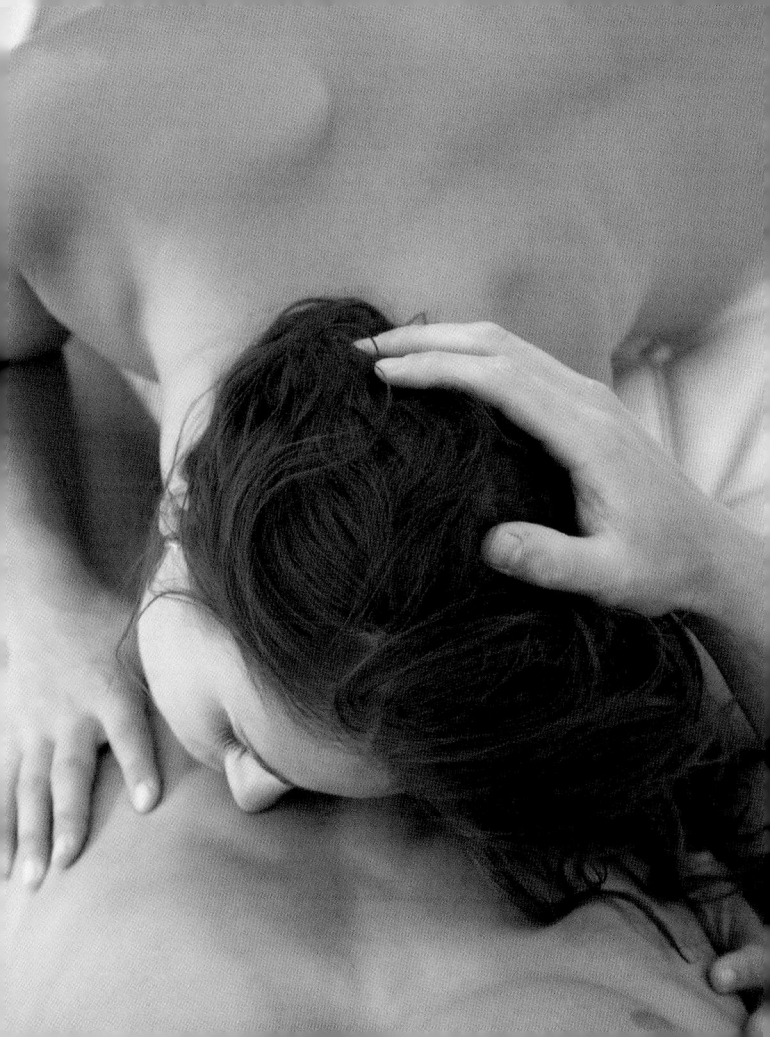

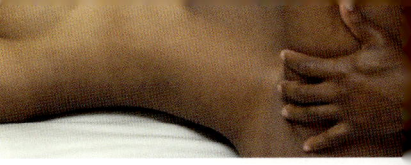

Masturbation für sie

Ich wette, dass Ihre Finger schnurstracks auf die Klitoris zusteuern. Die alten Taoisten dagegen glaubten, es gebe drei »Tore« der Lust im weiblichen Körper. Und Folgendes können Sie mit ihnen anstellen …

DAS ERSTE TOR – DIE KLITORIS
Die Klitoris ist die Nummer eins und Sie wissen natürlich schon jede Menge darüber (wenn nicht, warum nicht?), also geht's gleich zur Sache:

Liegen Sie nicht nebeneinander Um die Klitoris zu stimulieren, sitzen Sie am besten hinter Ihrer Partnerin. Sie sitzt zwischen Ihren gespreizten Beinen und lehnt sich an Ihre Brust, sodass Sie die Klitoris bequem erreichen. Oder sie beugt sich nach vorne über einen Tisch oder eine Couch.

Ist sie feucht genug? Falls nicht, arbeiten Sie mit Gleitmittel, damit alles schön glitschig ist. Dann spreizen Sie sanft ihre Schamlippen mit den Fingern und fangen mit der Basistechnik an: Streichen Sie mit dem Mittelfinger immer wieder zwischen den inneren Schamlippen auf und ab und streifen Sie dabei jedes Mal leicht die Klitoris.

Wechseln Sie ab Setzen Sie sich vor sie und formen Sie mit den Fingern ein V, das Sie um die Klitoris halten. Dann schaukeln Sie rhythmisch mit den Fingern. Drücken Sie nach unten mit mittlerem Druck, dann wieder nach oben, dann wieder runter – immer schön gleichmäßig.

Kurz vor dem Orgasmus Sagen Sie ihr, sie soll ihren Beckenboden nach unten drücken, um die Gefühle zu intensivieren.

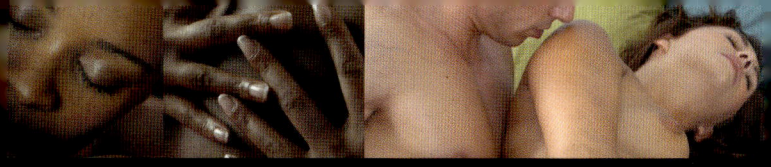

DAS ZWEITE TOR – DER G-PUNKT

Okay, jetzt versuchen wir mal was Neues: die »innere Ejakulation«. Und was soll das bitteschön sein? Das ist die taoistische Version der weiblichen Ejakulation. Und wozu soll das gut sein? Sie erfährt dabei ein himmlisches Gefühl des Loslassens und ihre Orgasmen werden intensiver. Und darum (und darum, dass sie mehr Orgasmen bekommt) geht es doch schließlich, oder? Nützt Ihnen auch – sie wird immer mehr wollen …

Die Lustsäfte, die eine Frau ejakuliert, werden poetisch »Nektar des Mondes« genannt. Die Liebenden früherer Zeiten waren ganz scharf darauf, ihre »Yin-Essenz« zu schmecken und in sich aufzunehmen. Heute findet man sie eher abtörnend und ich bekomme viele Zuschriften von Frauen, die eher beschämt als außer sich vor Freude waren, wenn die nasse Stelle im Bett von ihnen stammte, weil sie meinten, sie hätten gepinkelt.

Das ist Ihre Aufgabe: Sorgen Sie dafür, dass sie entspannt genug ist, um es mal zu probieren, denn es wird ein unglaubliches Erlebnis für Sie beide, wenn Sie es tatsächlich hinbekommen. Ihr Orgasmus wird in der Tat spirituell sein, denn er ist nicht von dieser Welt. Sie muss sich also gestatten, jegliche Kontrolle aufzugeben, das ist für viele Frauen ganz schön schwierig. Bevor Sie also zu den körperlichen Dingen kommen, sorgen Sie dafür, dass sie bereit ist. Sie soll sich geliebt und sicher und sexuell anbetungswürdig fühlen und wissen, dass Sie ihr niemals Vorwürfe machen würden. Lassen Sie sie nachsprechen: »Das Einzige, wozu es führen kann, wenn ich alles loslasse, ist Lust!«

Noch etwas: Fühlen Sie sich nicht als Versager, wenn sie partout nicht ejakuliert. Es ist nach wie vor ein heiß diskutiertes Thema und manche behaupten, weibliche Ejakulation gäbe es gar nicht, andere lieben sie und wieder andere meinen, nicht alle Frauen könnten es. Sie bringen sie mit ziemlicher Sicherheit zum Orgasmus, selbst wenn sie nicht ejakuliert.

Lassen Sie sie nachsprechen: »Das Einzige, wozu es führen kann, wenn ich alles loslasse, ist Lust!«

G-Punkt-Orgasmen So spektakulär sie auch sind, es gehört dazu auch eine weniger angenehme Phase, in der sie davon überzeugt ist, dass sie gleich pinkeln muss (durch den Druck auf die Harnröhre). Wenn sie vorher auf der Toilette war, kann sie sicher sein, dass ihre Blase leer ist.

Sie soll zwischen Ihren Beinen sitzen Fassen Sie dann nach vorne, um sie zu liebkosen. Oder Sie arbeiten von hinten, während sie sich über irgendetwas nach vorne lehnt.

Führen Sie einen Finger ein Bewegen Sie dann den leicht gekrümmten Finger – am besten den Mittelfinger, das ist meist der längste – und stimulieren Sie mit den anderen die Klitoris. Tasten Sie nach einer kleinen, weichen Stelle, die rau ist und leicht anschwillt, wenn sie massiert wird.

So massieren Sie Arbeiten Sie mit mehr Druck als an der Klitoris und wechseln Sie zwischen der Massage und der »Komm-her-Bewegung« des Mittelfingers ab. Anders als an der Klitoris, wo Sie sich eher außenrum bewegen, massieren Sie diese Zone direkt und ausgiebig.

Empfehlen Sie ihr, tief und langsam zu atmen Wenn sie spürt, wie sich die Spannung aufbaut, erinnern Sie sie daran, bewusst den Beckenboden zu entspannen.

DAS DRITTE TOR – DER GEBÄRMUTTERHALS

Der A-Punkt (das erogene vordere Scheidengewölbe) liegt tief in der Scheide. Eine Stimulation dieser Zone – oder sogar des Gebärmutterhalses selbst – kann sie zum dritten sensationellen Orgasmus bringen. Wie schon beim G-Punkt brauchen Sie Finger wie E.T. oder einen Vibrator oder Dildo, um die Zone zu erreichen; beim Geschlechtsverkehr erreichen Sie sie leichter. Beste Stellung: Sie liegt auf dem Bauch und Sie liegen auf ihr; oder sie sitzt auf Ihnen und lehnt sich nach hinten. Wenn Sie alles richtig hinbekommen, sind die Kontraktionen stark und suchtgefährdend. Anders als die Klitoris fühlt sich diese Stelle nach dem ersten Höhepunkt nicht überreizt an, das heißt, dass sie natürlich mehr und mehr und mehr will. Ich beende diesen Abschnitt mit dem versprochenen Multitasking-Orgasmus. Dabei sollen alle drei Tore ins Spiel kommen.

Bringen Sie sie in Position Platzieren Sie sie so, dass Sie ihre Klitoris, die Scheide und den Anus mit Händen und Mund bequem erreichen können, etwa auf einem Tisch mit der richtigen Höhe.

Finden Sie den A-Punkt Führen Sie einen oder zwei Finger ein und suchen Sie nach einer sensiblen Stelle knapp oberhalb des Gebärmutterhalses (stimmt, ist richtig weit bis dahin!) am oberen Ende der Scheide. (Es gibt dafür lange, dünne Spezialvibratoren mit geschwungenem Ende.)

Finden Sie den G-Punkt Sobald Sie oder der Vibrator so weit wie möglich vorgestoßen sind, massieren Sie (hoffentlich) den A-Punkt. Nach einigen Minuten gleiten Sie mit den Fingern etwas nach unten und massieren mit festem Druck den G-Punkt an der vorderen Scheidenwand.

Wechseln Sie ab Wechseln Sie zwischen den beiden Techniken hin und her, bis sie kurz vor dem Höhepunkt ist. Dann setzen Sie mit den Fingern die Stimulation fort und lecken gleichzeitig noch ihre Klitoris. Führen Sie einen angefeuchteten Finger vorsichtig in ihren Anus ein, und sie erlebt den explosivsten Orgasmus, den sie jemals hatte.

Flotte Fellatio

Geht man davon aus, dass das *Kamasutra* der berühmteste Sex-Ratgeber der Welt ist, dann erstaunt es doch sehr, dass darin der Oralsex kaum erwähnt wird. Vatsyayana schlägt zwar acht verschiedene Arten vor, die Fellatio zu praktizieren, aber die Einzigen, die das machen sollten, waren das »dritte Geschlecht« (Homosexuelle) oder Eunuchen. Bei den Frauen waren es höchstens leichte Mädchen oder Dienstmägde, die sich dazu herabwürdigten, einen Mann oral zu verwöhnen. Später gibt der Autor aber zähneknirschend zu: Es ist in Ordnung, wenn es zwischen Partnern stattfindet, die sozial auf einer Stufe stehen, sofern ihre Kultur es gestattet.

Die enthaltenen Ratschläge sind allerdings sehr brauchbar. Hier dreht sich alles ums Aufreizen und prickelnde Abwechslung. Soll Ihre Fellatio richtig aufregend werden? Die folgende Sequenz basiert auf den acht traditionellen Arten des Oralsex. Ich habe den Techniken neue Namen gegeben, die Originalnamen aus dem *Kamasutra* finden Sie in Klammern. Halten Sie die Reihenfolge ein und probieren Sie die Pause zum Aufreizen aus.

Das Warm-up (Offizielle Begegnung) Nehmen Sie seinen Penis in den Mund und bewegen Sie ihn herum.

Mit Zähnen und Klauen (Die Seiten beißen) Halten Sie ihn mit einer Hand fest und knabbern Sie mit Ihren Lippen (!) an beiden Seiten des Penis. Das »Beißen« besorgen überwiegend die Lippen, aber Sie können auch mal probeweise vorsichtig ganz leicht mit den Zähnen knabbern und seine Reaktion beobachten.

Heilende Küsse (Lippendruck außen) Heile, heile Segen ... jetzt pressen Sie nur Ihre Lippen an die Eichel, damit alles ganz schnell wieder gut wird.

Möge das Scharfmachen beginnen (Lippendruck innen) Nehmen Sie den Penis tiefer in den Mund und pressen Sie ihn, indem Sie Ihre Lippen anspannen. Lassen Sie ihn herausgleiten und wiederholen Sie das Ganze. Damit es wirkt, muss er sich Ihnen ganz ausliefern.

Lippendienste (Küssen) Halten Sie seinen Penis mit der Hand und drücken Sie Ihre Unterlippe in die Kranzfurche zwischen Eichel und Schaft. Ihre Unterlippe stupst immer wieder an sein Vorhautbändchen.

Zungenaction (Reiben) Lecken Sie erst mal den Penis überall und konzentrieren Sie sich dann auf die Harnröhrenöffnung (das kleine Loch oben an der Eichel, durch das er pinkelt) und drücken Sie Ihre Zunge sanft hinein.

Saugen und abwarten (An einer Mango saugen) Nehmen Sie den Penis halb in den Mund und saugen Sie kräftig. Ich weiß ja, das gilt als Anfängerfehler, aber wenn nach den ganzen Reizen sein Penis endlich wieder von Ihrem warmen Mund umhüllt ist, fühlt sich das großartig an. Das feste Saugen ist auch ein willkommener Kontrast zu dem spielerischen Herumschlecken. Und deshalb heißt der Schluss auch …

Das große Finale (Den Penis schlucken) Beim »Schlucken« ist hier nicht das Naheliegende gemeint, denn Vatsyayana war nicht nur gegen die heterosexuelle Fellatio, sondern auch ganz bestimmt dagegen, dass Ihr Partner in Ihrem Mund ejakuliert. Hier bedeutet Schlucken nur, dass Sie den Penis so weit es geht in den Mund nehmen, als ob Sie ihn verschlingen wollten. Da er aber zu diesem Zeitpunkt schon kurz vor dem Orgasmus stehen sollte, ist die Wahrscheinlichkeit, dass Sie doch etwas runterzuschlucken bekommen, enorm groß.

Viele dieser Bewegungen sind sehr subtil: **Wenn er unbeeindruckt dreinschaut,** gehen Sie flott zur nächsten Technik über.

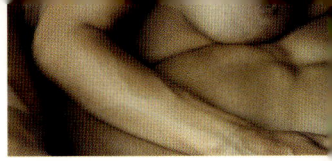

Kunstvoller Cunnilingus

Oralsex für ihn wird im *Kamasutra* nur flüchtig erwähnt, und der für sie kommt praktisch gar nicht vor! Manche meinen, das liegt daran, dass sich das ganze Buch nur um die sexuellen Freuden der Männer dreht, aber das glaube ich gar nicht. Dazu wird zu stark ausgebreitet, wie man Frauen verwöhnt – es enthält lange, ausgedehnte Methoden der Verführung, die sich über Wochen oder gar Monate hinziehen, um auch nur einen Kuss zu bekommen, und strenge Anweisungen, woran man erkennt, dass ihr Körper zum Sex bereit ist, bevor sein Penis ihren Geschlechtsteilen auch nur Hallo sagt. Zu behaupten, Vatsyayana hätte den Oralsex für Frauen weggelassen, weil er ihnen womöglich viel zu viel Spaß macht, ergibt keinen Sinn. Viel wahrscheinlicher hat sein Versäumnis kulturelle Gründe. Stellt sich also die Frage, warum ich das tue. Ein guter Grund könnte sein, DASS FRAUEN DABEI AM HÄUFIGSTEN ZUM ORGASMUS KOMMEN! Verzeihung, bin ich etwa zu laut geworden?

Er **lernt zu erkennen,** wann sie bereit ist, bevor sein **Penis** auch nur **Hallo** sagt.

Wenn nun die doofen Techniken im *Kamasutra* für den Cunnilingus nichts anbieten, werden ich das eben übernehmen. Ich gehe davon aus, dass Sie bereits über Grundkenntnisse beim Cunnilingus verfügen (wenn nicht, empfehle ich meine Bücher *Hot Sex* und *Supersex*). Zuvor erfahren Sie aber noch, was für Frauen dabei das Wichtigste ist.

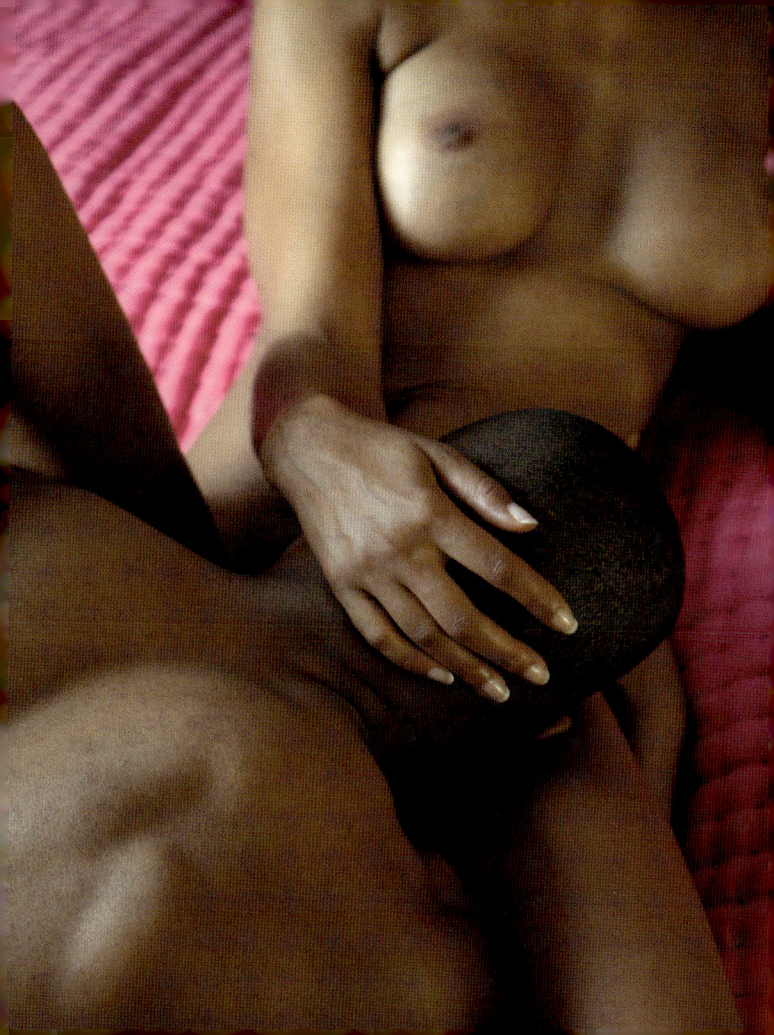

IHRE TIPPS FÜR ÜBERIRDISCHEN CUNNILINGUS

Viele Frauen benötigen bis zu 20 Minuten bis zum Orgasmus, Sie werden also ein paar Ideen brauchen, um diese Zeit durchzustehen.

Machen Sie es sich bequem Rechnen Sie mit einer längeren Tour und machen Sie es sich bequem. Am komfortabelsten ist es wahrscheinlich, wenn sie sich »auf« Ihr Gesicht setzt und sich an der Wand abstützt. Legen Sie sich vorher ein, zwei Kissen unter Kopf und Nacken. Wenn sie dafür zu zurückhaltend ist, ziehen Sie sie bis an die Bettkante und knien Sie sich zwischen ihre Beine.

Probieren Sie alles erst mal aus Machen Sie ihr klar, dass Sie ihre Anweisungen brauchen und wollen. Während Sie erfahren, was sie anmacht, probieren Sie etwas aus und fragen, ob es ihr gefallen hat.

Variieren Sie Wenn Sie mit der Spitze Ihrer steifen Zunge stupsen, kann sich das super anfühlen, aber die beliebteste Technik besteht darin, mit flacher, weicher Zunge immer wieder langsam zwischen den inneren Schamlippen und über und um die Klitoris zu lecken bzw. zu schlängeln.

Erkennen Sie ihre Körpersignale Viele Frauen haben Probleme zu sagen, was sie im Bett genau wollen und brauchen, daher müssen Sie sie gut beobachten. Vielleicht hilft sie Ihnen, indem sie Ihren Kopf mal näher heran zieht, dann sollen Sie tiefer tauchen. Schiebt sie ihn weg, ist der Reiz zu stark oder Sie sind zu grob. Wenn sie Sie festhält, aber sonst entspannt wirkt, sind Sie auf dem richtigen Weg.

Achten Sie auf die Richtung Ob Sie die Klitoris im oder gegen den Uhrzeigersinn umkreisen, macht einen Riesenunterschied. Probieren Sie eine Mischung aus einigen Wirbeln in die eine und einigen in die andere Richtung. Je kleiner die Kreise, desto intensiver meist der Reiz. Beginnen Sie mit größeren Kreisen und lassen Sie sie dann immer kleiner werden.

Stecken Sie Ihre Zunge in die Scheide Das kann wahnsinnig antörnend sein, bringt sie aber kaum zum Orgasmus. Dafür müssen Sie zusätzlich ihre Klitoris anhaltend stimulieren. Und wo wir gerade beim Penetrieren sind: Manche Frauen stehen drauf, wenn Sie beim Oralsex ihre Finger einführen, andere lenkt es nur ab. Fragen Sie, was sie mag!

So wird Ihre Zunge nicht müde Halten Sie sie locker und machen Sie Pausen, in denen Sie Ihren Kopf bewegen, statt die Zunge. Oder drücken Sie sie flach auf ihre Klitoris und lassen Ihre Partnerin das Becken bewegen. Spreizen Sie ihre Schamlippen, ziehen Sie sie etwas nach oben.

Keine Überreizung Passen Sie auf, dass Sie nicht die ganze Zeit nur eine kleine Zone stimulieren – außer sie bittet Sie darum! Wenn Sie glauben, was Sie gerade tun, hat ihr bislang gefallen, aber nun reagiert sie nicht mehr darauf, ist die Stelle wahrscheinlich zu stark stimuliert und womöglich etwas taub geworden. Lecken Sie an anderen Stellen. Malen Sie mit der Zunge die Ziffer 8, schreiben Sie ihren Namen oder den Satz »Mein Gott, ich wünschte, du würdest dich beeilen, weil mir schon die Zunge wehtut.« Hauptsache, Sie erreichen neue Stellen.

Tempo und Druck Ihnen ist es vielleicht lieber, wenn Tempo und Druck kurz vor Ihrem Orgasmus zunehmen, aber bei Ihrer Partnerin kann das anders sein. Viele Frauen wünschen sich eher einen gleichbleibenden Rhythmus als rasende Geschwindigkeit gegen Ende. Andere mögen es dann lieber sanfter.

Geben Sie Laute von sich Wenn Sie möchten, dass sie sich dem Orgasmus hingibt, stöhnen Sie, um ihr zu zeigen, dass es Sie ebenso erregt wie sie.

Streuen Sie noch etwas Anilingus ein Beim ersten Mal ist es ihr vielleicht etwas unangenehm, tasten Sie sich daher vorsichtig heran. Spielen Sie erst mit der Zungenspitze an ihrer Klitoris und wandern Sie dann zu ihrem Anus, während Sie die Klitoris mit den Fingern stimulieren.

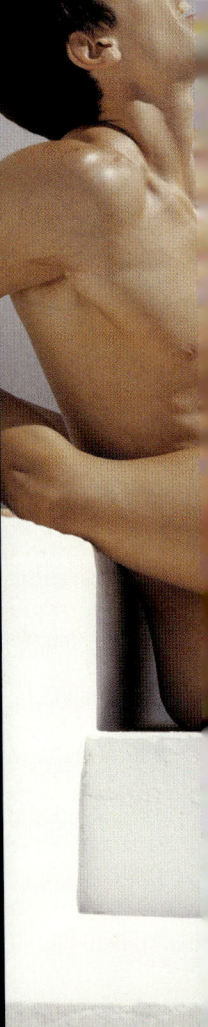

Erotisch

Exotisch

Exquisit

Exhibitionistisch

Exzellent

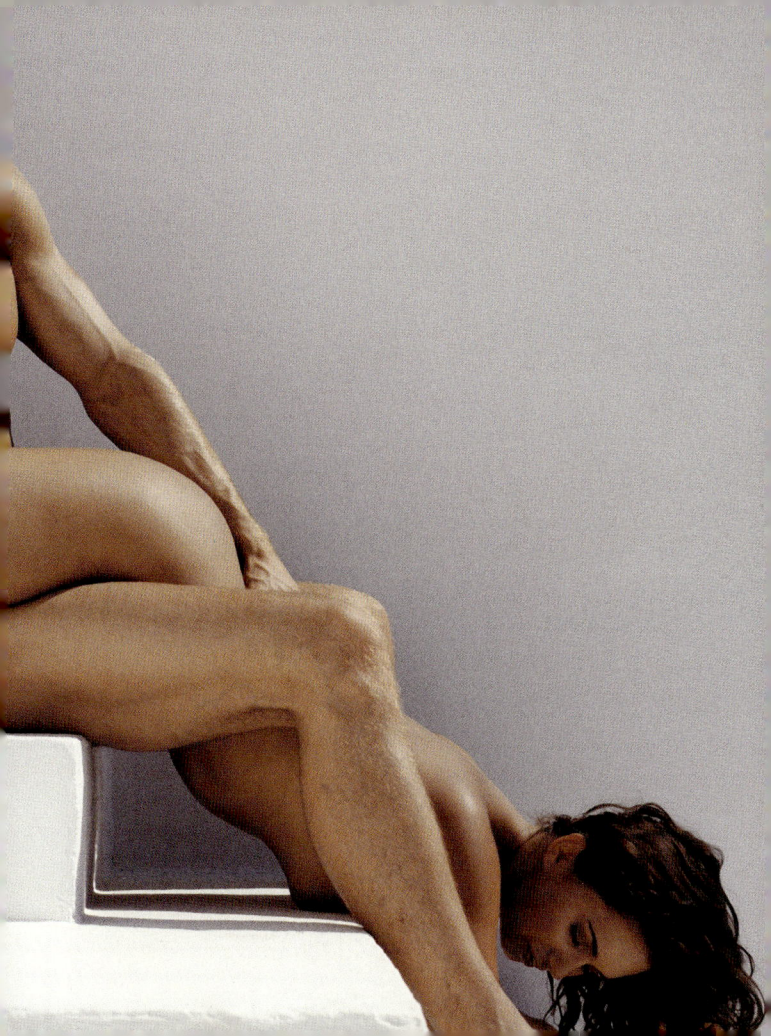

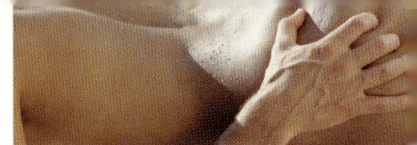

Wer passt beim Sex zu Ihnen?

Vatsyayana war es sehr wichtig, ob und wie ein Paar körperlich und sexuell zusammenpasst: Die Kompatibilität ist im *Kamasutra* ein zentrales Thema. Um zu gewährleisten, dass jeder sein ideales sexuelles Gegenstück findet, werden wir freundlicherweise in drei Kategorien eingeteilt, je nach Länge des Lingam (für Sie: Penis) bzw. Größe der Yoni (für Sie: Vagina). Und dann erfahren wir auch noch, welche Größe sich hinter dem Aussehen einer Person verbirgt. Kein Gedanke, dass der Autor in irgendeiner Weise das empfindliche männliche Ego oder eine Frau, die nach einer Geburt verunsichert ist, schont, indem er die Dinge taktvoll oder wenigstens politisch korrekt darstellt.

Gut gebaute Männer werden zu stolzen, potenten »Hengsten«. Die Jungs jedoch, die nicht in der ersten Reihe standen, als der liebe Gott die Pimmel-Gene austeilte, macht er zu »Hasen« – unscheinbar, unruhig, ohne Durchhaltevermögen. Und die Männer trifft es noch nicht einmal am schlimmsten. Frauen, die etwas weitere Scheiden haben, sind gleich ungeschickte, graue, faltige »Elefantenkühe«, wogegen ihre kleinere Schwester ein höchst weibliches, langbeiniges »Reh« mit unschuldigen Augen ist.

Vatsyayana will nur sicherstellen, dass es eine sexuelle Übereinstimmung bei Paaren gibt. Sind Sie krankhaft neugierig, in welche Kategorie Sie gehören? Dann packt mal den Zollstock aus, Jungs. Und Mädels – versucht's mit Humor zu nehmen. Das Ganze ist völliger Humbug!

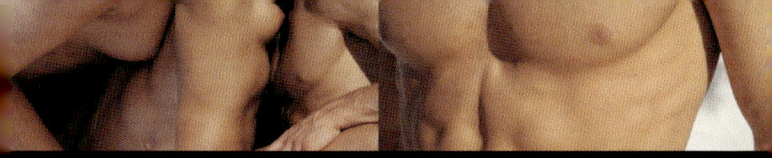

FÜR IHN

Hase Etwa sechs Finger oder 13 cm lang. Kein dezentes Drumrumgerede, Jungs: Wenn ihr das seid, habt ihr den kleinsten. Sie haben kleine Füße, Hände und Ohren sowie einen winzigen Po. Ihre Stimme ist sanft, Sie haben ein rundes Gesicht und Sie lächeln immerzu.

Stier Etwa acht Finger oder 18 cm – der Durchschnitt. Sie haben einen dicken Nacken, eine imposante Haltung, rote Handflächen, reine Haut und einen schönen, gerundeten Bauch.

Hengst Etwa zwölf Finger oder 25 cm. Schon gut, Sie Angeber, klar haben Sie gewonnen. Sie haben längliche Ohren, einen schmalen Kopf und schmale Hüften. Einen schlanken Körper, kräftiges Haar, lange Finger und schwere Schenkel. Sie sind flott und haben bildschöne Fingernägel.

FÜR SIE

Reh/Hirschkuh Eine enge, kleine Scheide. Sie haben schönes Haar, einen schlanken Körper, goldene Haut und eine leise Stimme.

Stute Mittelgroße Scheide. Sie haben breite Nasenlöcher, leichte X-Beine, dicke Schenkel und Ihre Scheide ist immer heiß. Ihre Arme sind zart, aber dick und schweißig und Ihre Gliedmaßen gleichmäßig. Ihr Bauch ist dünn (gut!) und Ihre Liebessäfte riechen nach Fleisch (nicht so gut!). Sie sind oft schlecht gelaunt und gereizt.

Elefantenkuh Weite Scheide. Sie sind groß und kräftig und haben lange Zähne, rötliche Haut und eine unberechenbare Scheide. Manchmal ist sie kalt, dann wieder heiß. Sie reden viel und Ihre Scheidenflüssigkeit riecht nach Elefantenschweiß. So viel zur Theorie…

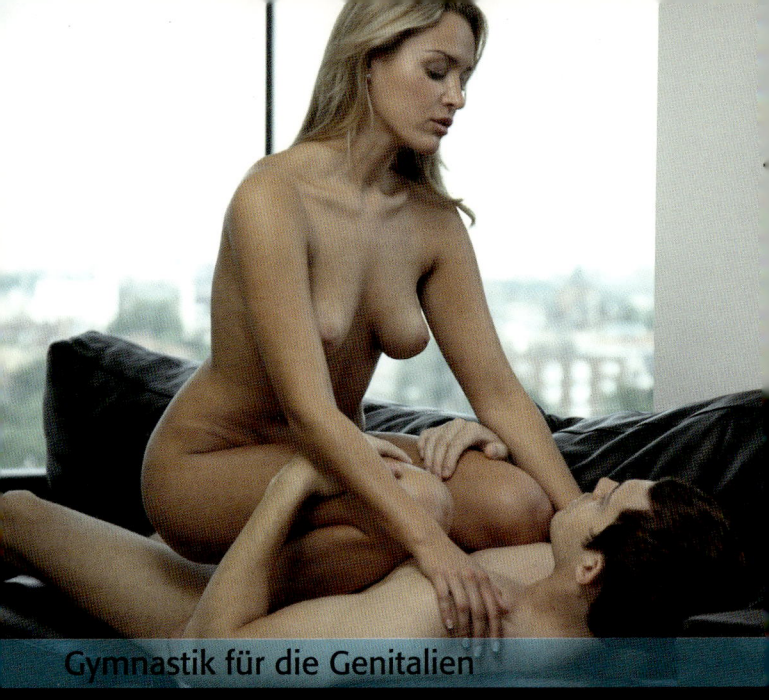

Gymnastik für die Genitalien

WOLLÜSTIGES WORKOUT

Statt sich auf ihn zu setzen, hockt sie sich hier hin. Das ist vielleicht nicht so bequem, aber sie hat mehr Bewegungsfreiheit. Der größte Vorteil ist, dass sie sich ganz leicht an ihm reiben kann, vor und zurück, sodass ihrer Klitoris die dringend benötigte Reibung zuteil wird. Sofern ihre Schenkel mitspielen, kann sie hier kontrollieren, wie tief sie ihn eindringen lässt, wie und in welchem Winkel, wie schnell und wie fest die Stöße sein sollen.

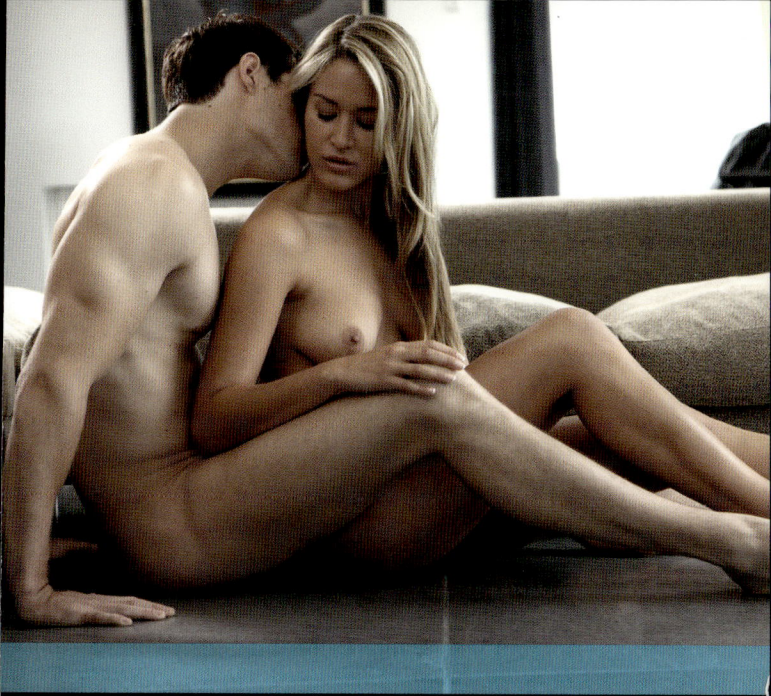

LIEBESLEHNEN

Diese Stellung kann sowohl eine Vorbereitung für eine Sexsession als auch ein romantisches Finale sein. Beide sitzen; sie sitzt zwischen seinen Beinen mit dem Rücken zu ihm. Dann lehnt sie sich nach hinten und an ihn und entspannt sich. Er stützt sich mit den Händen ab und zieht die Beine an, sodass er sie umfangen und stützen kann. Zärtlichkeit und heftigen Sex halten wir oft für Gegensätze, aber das sind sie gar nicht – eine wichtige Lektion.

06
TOP-STELLUNG

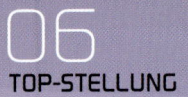

Zange

Mit diesem Dauerbrenner können Sie Ihre Verzückung in neue Höhen schrauben!

So geht's

Dies ist die ganz normale Frau-oben-Stellung. Er legt sich hin, sie setzt bzw. kniet sich auf ihn. Es heißt Zange, weil sie hier, statt sich auf und ab zu bewegen, seinen Penis mit ihren Scheidenmuskeln knetet und ihn dadurch rein und raus bewegt. Etwa so wie mit einer Zange eben. Falls ihre Muskeln nicht kräftig genug sind, kann sie auch ihr Becken kreisen lassen. Das fühlt sich für ihn unglaublich intensiv an und stimuliert ihre Klitoris.

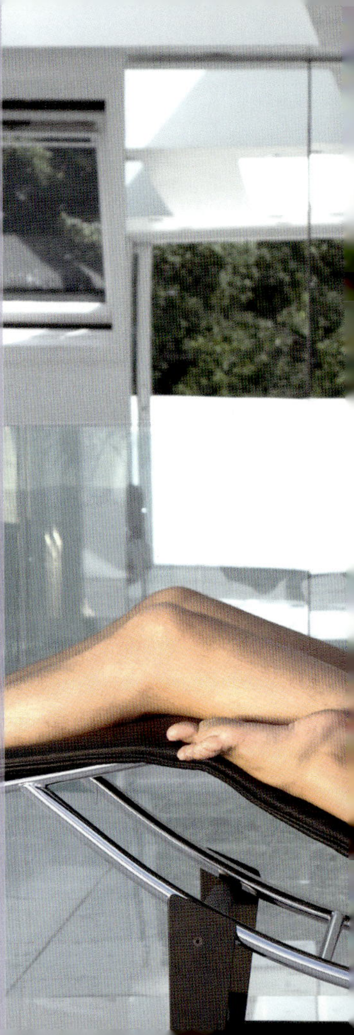

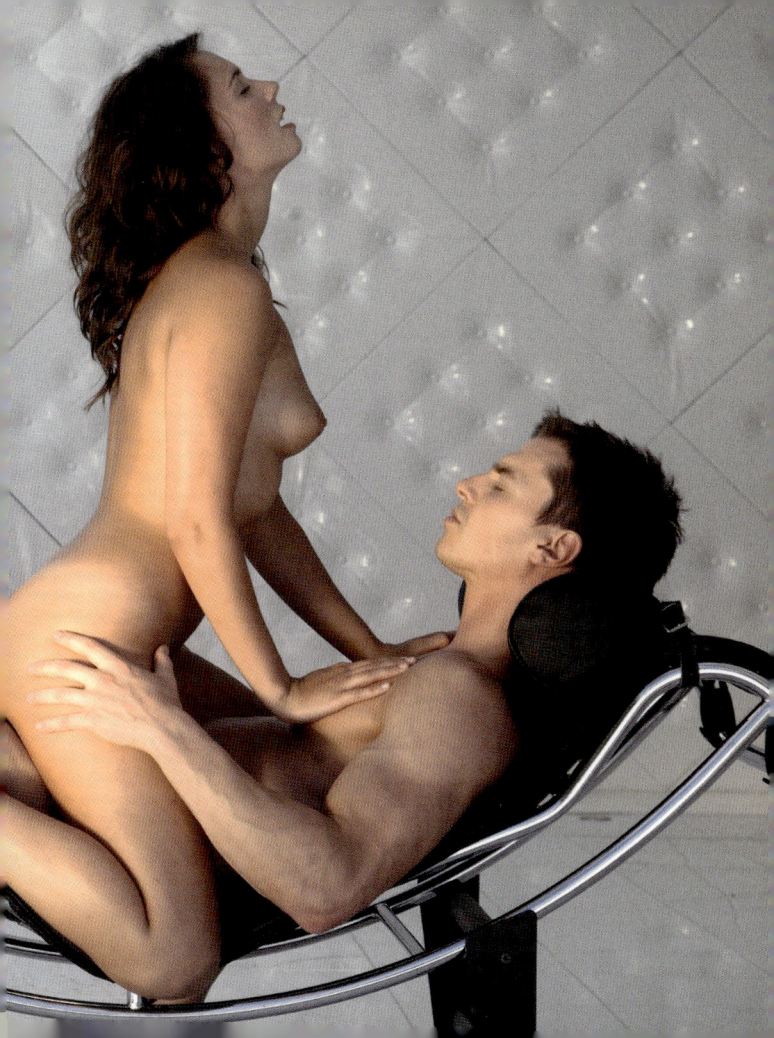

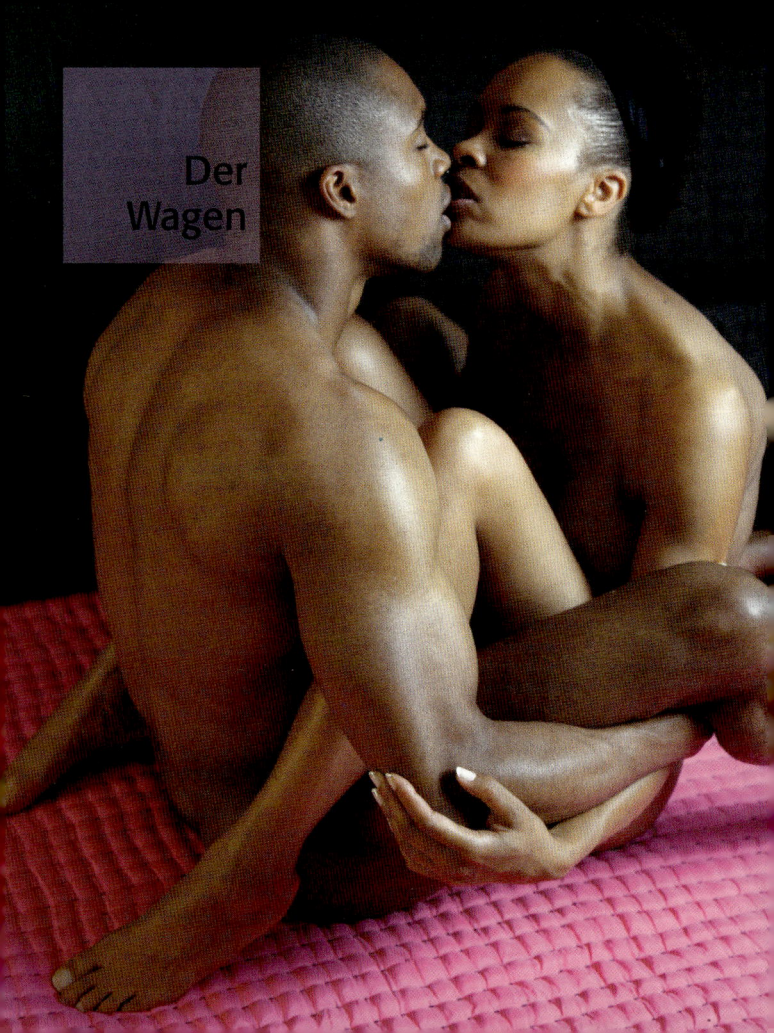

Der
Wagen

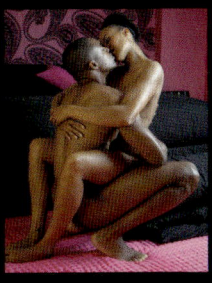
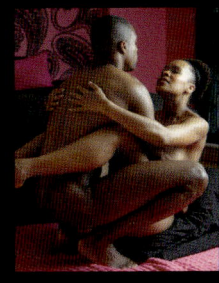

<<2. SCHRITT

Er bleibt in ihr und neigt sie nach hinten. Sie hält sich an seinem Rücken fest, er stützt sie ebenfalls. Dabei verändert sich der Winkel in der Scheide.

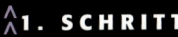

∧∧1. SCHRITT

Er hockt sich hin und sie lässt sich auf seinem Penis nieder, bis sie auf seinem Schoß sitzt und mit ihm rumknutschen kann (ist auf weichem Untergrund schwerer, aber das lohnt sich).

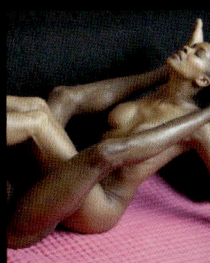

<<3. SCHRITT

Er lässt sie auf die weiche Unterlage sinken, beide strecken ihre Beine und legen sie dem anderen auf die Schultern. Stützen Sie sich mit den Ellbogen ab.

<<5. SCHRITT

… und das ist der Punkt, an dem es sinnvoll ist, in die letzte und wesentlich entspannendere Stellung zu wechseln. Erotisch miteinander verstrickt, ist es Zeit, sich bis zum Orgasmus zu wippen.

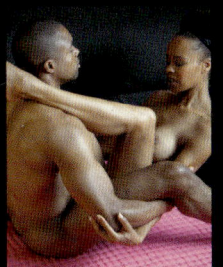

<<4. SCHRITT

Er setzt sich auf, rückt näher und spreizt seine Schenkel. Sie halten sich unter seinen Knien gegenseitig an den Armen. Sie schaukeln vor und zurück, seine Füße stützen Sie.

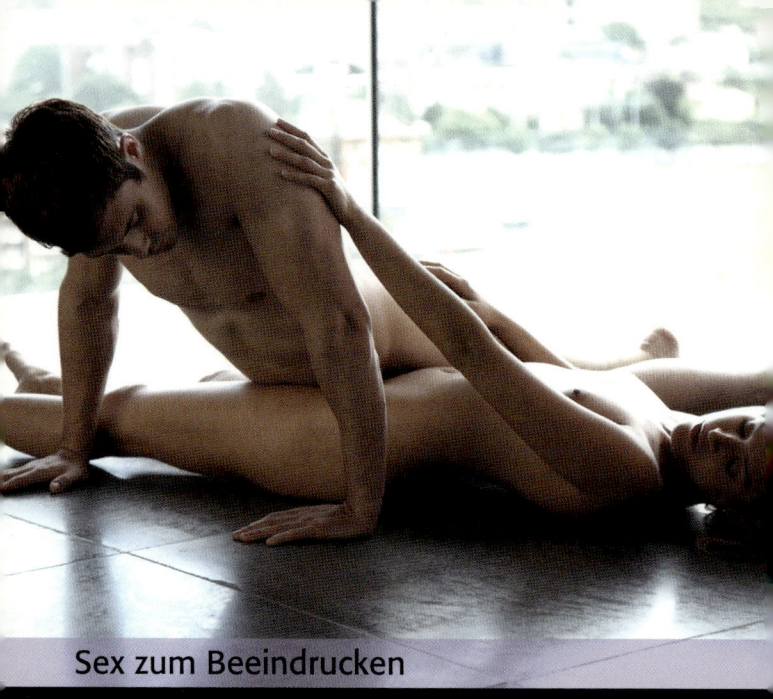

Sex zum Beeindrucken

DER DREHPUNKT

Wollen Sie richtig Eindruck schinden? Fangen Sie in der Missionarsstellung an, und während sie noch denkt »Wie einfallslos!«,
machen Sie sich bereit für die Drehung. Heben Sie ein Bein
nach dem anderen neben sie. Passen Sie auf, dass Ihr Penis
nicht rausrutscht! Wandern Sie nun auf Händen und Füßen um
sie herum, bis Sie quer auf ihr liegen. Drehen Sie sich weiter
und heben Sie vorsichtig ein Bein über ihr Gesicht.

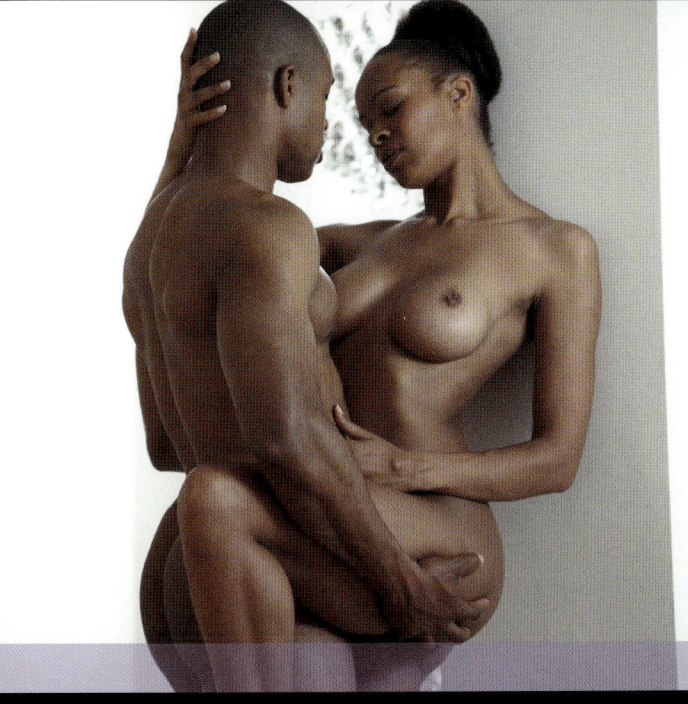

DIE WEINREBE

Dies ist ein wenig anstrengend, aber bei schnellem, spontanem Sex gibt es nichts Besseres. Sie lehnt sich an eine Wand und hebt ein Bein, damit er eindringen kann. Er steht zwischen ihren Beinen und hält ihr oberes Bein unter dem Schenkel und am Po. Sie nützt die Wand, damit beide stabil stehen und er ordentlich stoßen kann. Je höher sie ihr Bein hebt, desto tiefer kann er eindringen.

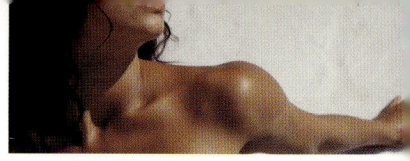

Kosmisches Kommen

Diese Techniken halten die einen für Humbug, die anderen sagen, es sei die Erfahrung ihres Lebens: der legendäre Ganzkörperorgasmus. Anders als beim Standardorgasmus, der vor allem auf die Genitalregion konzentriert ist, spüren Sie den GKO im ganzen Körper. Stellen Sie sich vor, wie Energiewellen Sie von Kopf bis Fuß durchpulsen, dann bekommen Sie eine Vorstellung davon. Her damit? Aber klar! Blöd nur, dass man unmenschlich viel üben muss … Diese Übungen geben Ihnen einen Vorgeschmack. Die Idee dahinter ist, erst mehrere Male nur fast zu kommen.

FÜR IHN

Kontrolle erlangen Masturbieren Sie, bis Sie stark erregt sind, halten Sie dann inne und spannen Sie Ihren Beckenboden fest an.

Ruhig bleiben Versuchen Sie, Ihren Puls möglichst niedrig zu halten, atmen Sie betont langsam und tief.

Druck aufbauen Fahren Sie kurz darauf mit der Masturbation fort und wiederholen Sie den ganzen Ablauf einige Male. Stellen Sie sich dabei vor, dass Sie die sexuelle Energie von den Genitalien weg die Wirbelsäule entlang nach oben strömen lassen. Ruhig und gleichmäßig weiteratmen.

Beckenboden anspannen Wenn Sie merken, dass Sie unmittelbar vor dem Orgasmus stehen, halten Sie kurz inne und spannen wieder den Beckenboden an. Visualisieren Sie, wie die Energie in Ihr Gehirn schießt.

Explodieren! Wenn Sie jetzt den Orgasmus fühlen, aber noch eine Erektion haben, haben Sie es geschafft (meist nach jahrelangem Üben)!

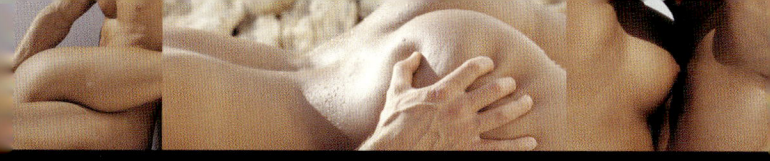

FÜR SIE

Entspannen Sie sich Seien Sie bereit, das Denken loszulassen und den Körper in den Mittelpunkt zu stellen.

Masturbieren Sie Erregen Sie sich selbst durch Masturbation, erotische Lektüre oder Fantasien oder lassen Sie sich anfangs von ihm stimulieren. Verbieten Sie sich jeden Gedanken, der nichts mit Ihrer Lust und Erregung zu tun hat, und entspannen Sie sich ganz bewusst immer mehr.

Konzentrieren Sie sich auf Ihre Klitoris Stimulieren Sie sich oder er Sie mit Fingern, Zunge oder Vibrator. Driften Sie auf einen Orgasmus zu, aber unterbrechen Sie die Stimulation immer wieder kurz, wenn Sie merken, dass Sie ihm zu nahe kommen. Dann machen Sie weiter.

Der erste Orgasmus Gönnen Sie sich schließlich den klitoralen Orgasmus, und pumpen Sie, wenn es losgeht (und noch kurz danach), mit dem Beckenboden und den Schließmuskeln. Stellen Sie sich dabei vor, wie Sie die orgasmische Energie durch Ihre Wirbelsäule nach oben schicken. Halten Sie beim Orgasmus nicht die Luft an.

Öffnen Sie die Kanäle Berühren Sie mit der Zunge den Gaumen, knapp anderthalb Zentimeter hinter den Schneidezähnen. Dadurch öffnen Sie die Energiekanäle in Ihrem Körper und die Energie kann frei fließen.

Der zweite Orgasmus Haben Sie die Energie kreisen lassen, dann lassen Sie sie nun wieder zu den Genitalien strömen. Sie oder er sollten innerhalb von 30 Sekunden nach dem ersten Orgasmus wieder anfangen (wie zuvor).

Sie wollen mehr? Reizen Sie nun Klitoris und Scheide gleichzeitig und massieren Sie speziell die vordere Scheidenwand (mit Fingern oder Vibrator) zu rhythmischen Beckenbodenkontraktionen bis zum Orgasmus.

Erotisch

Exotisch

Exquisit

Exhibitionistisch

Exzellent

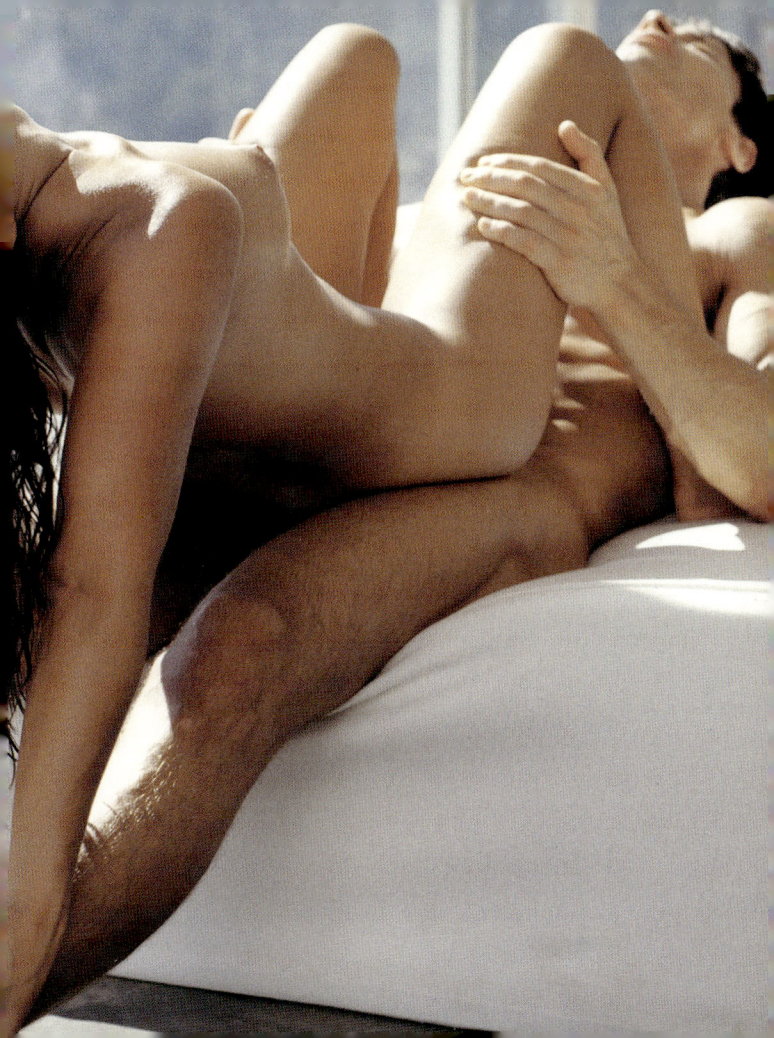

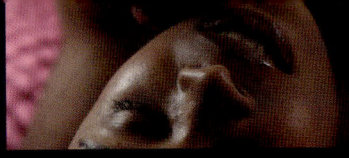

Fest im Sattel

Im *Kamasutra* gab es die sexuelle Gleichberechtigung bereits vor 2000 Jahren. Vatsyayana stellt Frauen als sinnliche, sexuelle Wesen dar, die beim Sex die Initiative und die Kontrolle übernehmen können und sollten.

Ein Ziel des *Kamasutra* ist es, Männer anzuleiten, wie sie einfühlsame, kunstfertige Liebhaber werden, die die sexuellen Bedürfnisse der Frauen verstehen. Der Autor erkannte, dass Frauen einen instinktiveren Zugang zum Sex haben und weniger formelle Instruktionen benötigen.

Das ultimative Ziel ist es, ihn 100 Herzschläge lang drin zu behalten. Da Ihre beiden Herzen sich ohnehin gerade einen Wolf klopfen, ist das gar nicht besonders lang.

Vor allem lehrt Vatsyayana uns, dass wir uns unserer sexuellen Begierden nicht zu schämen brauchen. Es ist völlig in Ordnung, wenn die Frau oben sitzt und die Kontrolle über die Penetration und über ihren Orgasmus übernimmt. Dachten Sie vielleicht, Sie bräuchten nur so herumzuliegen, während er die ganze Arbeit erledigt? Ha! Auch für Sie gibt es einige Stoßtechniken, die ihn beindrucken und Ihnen die Kontrolle über die Orgasmen geben.

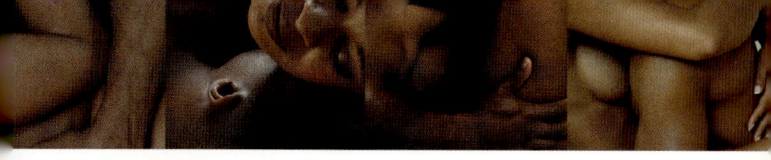

STÖSSE FÜR SIE

Wenn Sie das nächste Mal oben sind, versuchen Sie zu schaukeln, Ihre Hüften in Kreisen zu bewegen und sich mit unterschiedlichem Tempo auf und ab zu bewegen. Wenn Sie diese Techniken miteinander kombinieren, machen Sie den Geschlechtsverkehr erheblich interessanter. Sie zeigen dadurch nicht nur, dass Sie Ahnung von Sex und Erotik haben, sondern erhöhen auch die Chancen auf einen Orgasmus allein durch Penetration – und es fühlt sich für ihn auch noch verdammt gut an. Probieren Sie's aus:

Zangengriff Spannen Sie Ihren Beckenboden an und drücken Sie seinen Penis, so fest es geht. Drücken und halten Sie ihn rhythmisch.

Der Drehkreisel Sie drehen sich auf dem Körper des Partners, bis Sie ihm den Rücken zukehren. Das sollte man nicht halbherzig angehen, es gehören jede Menge Übung, Gekicher und vor allem Training dazu.

Die Biene Sie kauern in einer sitzenden Haltung über ihm und lassen Ihre Scheide um seinen Penis rotieren, während er den Rücken durchbiegt. Dies ist eine fortgeschrittene Technik (aber nicht so abwegig, dass Sie sie nicht mal versuchen sollten).

Die Schaukel Schwingen Sie in weiten Kreisen über ihm und zeichnen Sie mit dem ganzen Körper Achten. Wieder eine Herausforderung, aber machbar! Probieren Sie's mal!

Verschmelzen Wenn Sie nicht mehr länger den Jungen spielen möchten, legen Sie sich auf ihn, bleiben Sie aber zusammengesteckt. Darum geht es bei spirituellem Sex, es gibt keinen Grund zur Eile. Wenn Sie weitermachen wollen, bewegen Sie sich sanft, um seinen Penis und Sie beide neu zu stimulieren.

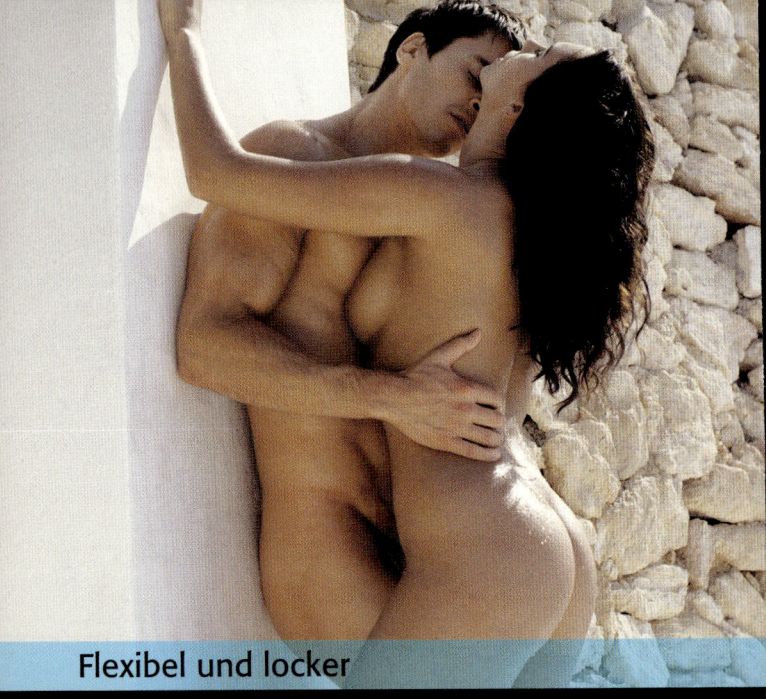

Flexibel und locker

STEHENDE HINGABE

Diese Stellung sieht auf den ersten Blick ganz leicht aus,
bis man feststellt, in welch unmöglichem Winkel er dabei
eindringt. Manchen Männern ist diese Krümmung des Penis
unangenehm, und wenn die Partnerin ihren Po nicht gründlich
und kräftig nach hinten oben neigt, rutscht er auch leicht und
oft heraus. Wenn Sie es aber richtig hinbekommen, ist es eine
geniale Stellung für einen Quickie!

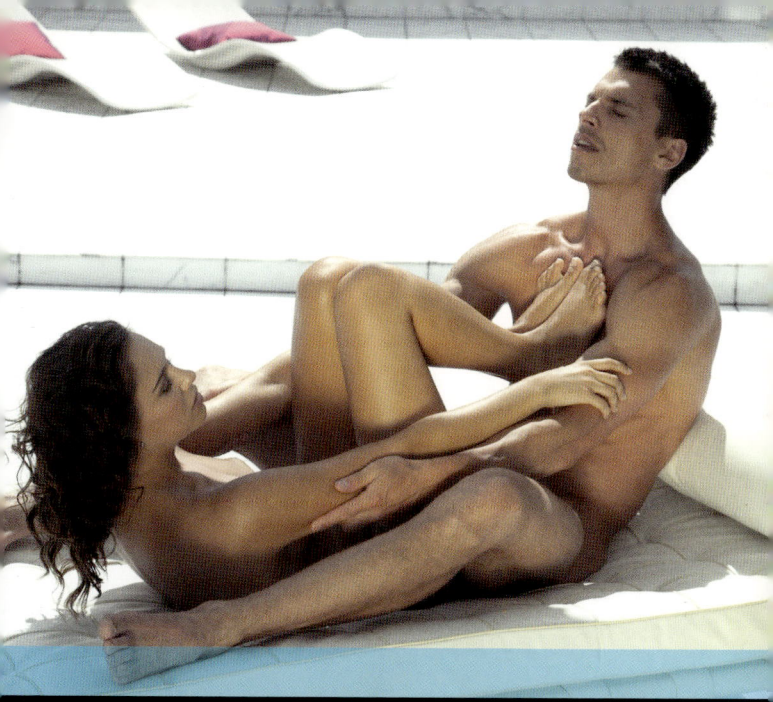

BRUSTPRESSE

Anfangs sitzen beide aufrecht. Sie setzt ihre Füße auf seine Brust und lehnt sich zurück, damit er eindringen kann. Dann halten Sie sich gegenseitig an den Armen fest und lehnen sich beide nach hinten. In der Originalversion setzt er auch noch seine Füße auf ihre Brust (Wenn Sie das schaffen, lassen Sie sich ins Guinness-buch der Rekorde eintragen!). Natürlich können Sie hier nur vor und zurück schaukeln, an traditionelles Stoßen ist nicht zu denken.

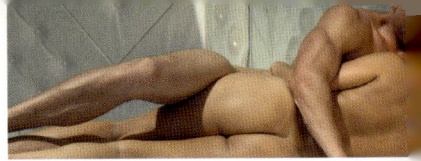

Nehmen Sie einen Bissen

Zur Zeit des *Kamasutra* war es üblich, dass man dem anderen Kratzer, Bisse und andere Liebesmale an Stellen zufügte, die jeder sehen konnte – ein Zeichen sexueller Besitzansprüche. Es ist aber nicht förderlich für die Karriere, mit einem riesigen Liebesbiss am Hals im Büro zu erscheinen. Damals jedoch waren diese Male nicht nur ein Mittel, sein »Eigentum« zu sichern (man glaubte damals nicht so recht an die freie Liebe). Sie sollten der bzw. dem Liebsten auch als Souvenir in Zeiten der Trennung dienen und nicht bloß heiße Lustschauer, sondern Liebe hervorbringen.

Besonders Frauen wurden ermutigt, Bisse auszuteilen als Zeichen, dass sie das Beisammensein mit dem Partner genießen und nichts vortäuschen. Vatsyayana betont aber, dass es vor allem heißblütige Frauen machten, und zwar am ehesten bei speziellen Anlässen: beim ersten Sex, vor einer vorübergehenden Trennung, beim Wiedersehen, beim Versöhnungssex und (jetzt Achtung!) wenn die Frau betrunken ist.

Wie man es auch betrachtet, das Kratzen und Beißen hat was Animalisches – kernige Naturen werden es lieben, für Zaghaftere ist es wahrscheinlich schrecklich einschüchternd. Ich gehe mal davon aus, dass die meisten Leute nicht scharf drauf sind, durch ein sichtbares Mal aller Welt zu demonstrieren, was sie gestern Abend so alles getrieben haben. Aber ein Liebesmal an einer Stelle, die nur der Partner/die Partnerin zu sehen bekommt, kann wahnsinnig erotisch sein.

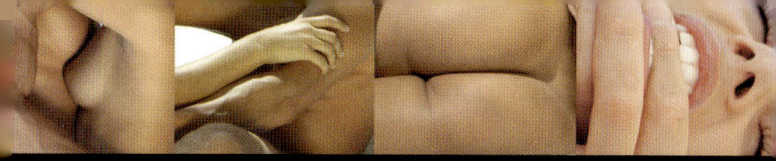

SETZEN SIE EIN ZEICHEN

Sprechen Sie mit dem Partner ab, ob er auch dafür ist und wo die Grenzen sind, und versuchen Sie es erst, wenn der andere extrem erregt ist. Ein Biss aus heiterem Himmel bringt Ihnen wohl eher eine Ohrfeige als lustvolles Stöhnen ein. Diese Male und Bisse sollten Sie ausprobieren:

MALE

Klingend Fahren Sie mit den Fingernägeln über die Haut, damit sich die Härchen aufstellen. Am besten auf Brüsten und Schenkeln.

Halbmond Drücken Sie Ihre Nägel in die Haut, damit sich halbkreisförmige Male bilden. Am besten am Hals, auf der Brust oder an den Brüsten.

Linie Kratzen Sie mit den Fingernägeln den Rücken entlang nach unten.

Tigerkralle Ein Kratzer wie von einer Tigerkralle, der sich als Kurve über Ihre Brust zieht.

BISSE

Der versteckte Biss Klassischer Liebesbiss an unsichtbarer Stelle (Hals, Brust, Brüste).

Der Punkt Ein kleiner Biss mit nur zwei Zähnen.

Koralle und Edelstein Sie beißen mit den Zähnen und pressen dabei mit den Lippen die Wangen oder Pobacken. Die Koralle steht für die Lippen, die Edelsteine sind die Zähne.

Die Edelsteinkette Beißen Sie mit allen Zähnen.

Der Eberbiss Nur etwas für die ganz Feurigen, denn hier beißt man tatsächlich zu, bis sich die Zähne treffen. Blut soll aber nicht fließen!

Kreisel

Für diese Stellung sitzt sie auf seinem Penis und dreht sich dann herum wie ein Kreisel. Völlig verrückte Idee!

So geht's

Sogar Vatsyayana betont, dass man dies unbedingt gründlich trainieren sollte, aber wenn Sie es in kleinere Schritte aufteilen, kann es einigermaßen funktionieren. Sie nimmt die normale Frau-oben-Stellung ein und hebt dann (gaaanz langsam und vorsichtig) ein Bein über seinen Körper. Jetzt sind beide Beine auf der gleichen Seite und sie dreht sich, bis sie ihm den Rücken zuwendet. Seien Sie bloß vorsichtig!

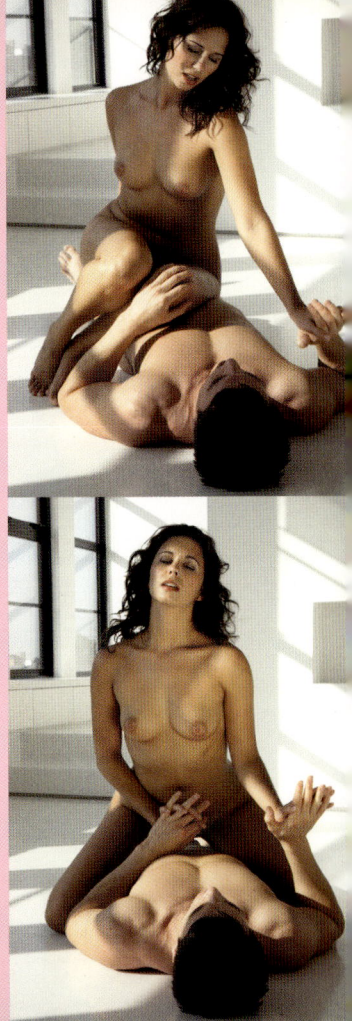

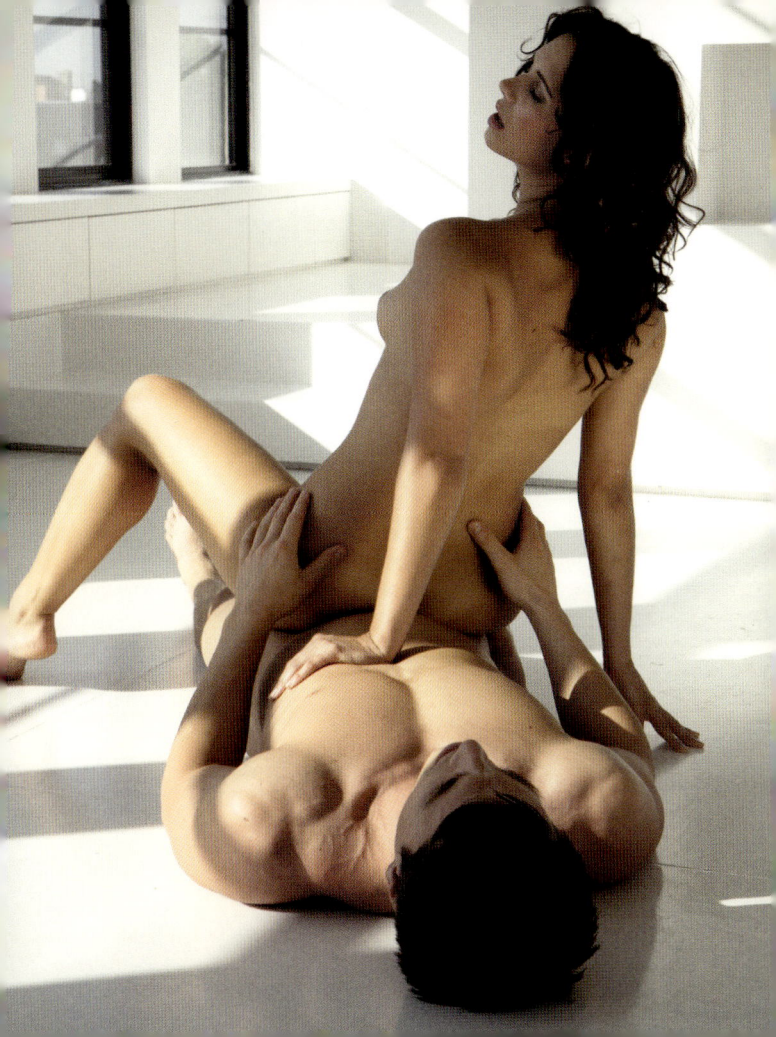

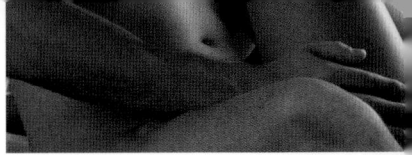

Die schärfsten Stellen

Wollen Sie wissen, wie Sie mit fünf Frauen gleichzeitig Sex haben können, oder interessiert Sie die Etikette für flotte Dreier? Das *Kamasutra* hatte ganz andere soziale Tabus als wir. Obwohl er ein religiöser Gelehrter war, erkennt Vatsyayana nicht nur den Wunsch an, die Nachbarin zu vernaschen, sondern gibt auch noch genaue Instruktionen, wie man dabei vorgehen soll. Betrug ist keine Sünde, er gibt den Männern sogar eine begeisterte Anleitung, wie sie in einen Harem einbrechen.

FLOTTE DREIER UND GRUPPENSEX

Vorurteilsfrei und unglaublich liberal beschreibt er auch die Etikette für Gruppensex und flotte Dreier. Bis ins kleinste Detail. Es gibt einen Abschnitt, in dem der Autor beschreibt, wie Frauen in Provinzdörfern junge Männer in ihren Wohnungen verstecken, höchst sinnliche Frauen mitunter sogar mehrere. Diese gierigen Mädels!

Die Männer befriedigen die Wünsche der Frau einer nach dem anderen oder in der Gruppe: Einer hält sie auf dem Schoß, während ein anderer ihren Mund nimmt und sie umarmt. Einer beißt und kratzt sie, während ein anderer in ihr Geschlecht eindringt oder ihre Vulva leckt. Sie wird gekratzt, gebissen und geschlagen. Anschließend vereinigt sich einer nach dem anderen mit ihr. Eine Technik, die Frau zu befriedigen und ihre Erregung zu beschwichtigen, besteht darin, dass einer von ihnen ihr Geschlecht mit dem Mund bedient. Also ehrlich, wie finde ich denn das?

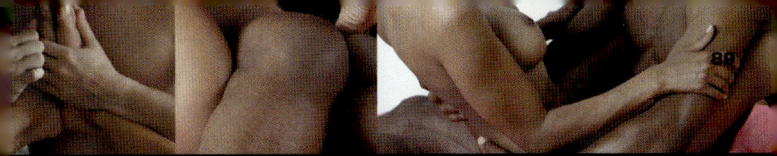

Er ist auch nicht sexistisch: »Auf die gleiche Weise kann es geschehen, wenn die Frauen des königlichen Harems versehentlich einen Mann auftreiben.« Leider wird nicht erklärt, wie in einem Harem »versehentlich« ein Mann auftauchen kann.

Ein flotter Dreier besteht aus einem Mann und zwei Frauen (andersrum geht's auch), »die sich zugetan sind und den gleichen Geschmack haben« (ob bei Kleidungsfragen, Männern oder Möbeln, erfährt man nicht). »Die beiden Frauen liegen auf einem Bett und der Jüngling vergnügt sich mit beiden. Während er die eine besteigt, küsst ihn die andere erregt, und wenn er die eine beglückt hat, bringt er die andere zum Höhepunkt.«

Der Preis für »Das unwahrscheinlichste Sex-Szenario« geht an »Die Begegnung einer Kuhherde« – ein Mann befriedigt fünf Frauen gleich-zeitig. Reiche Kaufleute könnten sich das geleistet haben, aber für den Durchschnittsmann von heute bleibt es wohl nur ein Traum. Für den Fall jedoch, dass Sie einmal überraschend von fünf nackten, willigen Frauen umgeben sind, hier seine Ratschläge: Sie liegen vor drei Frauen, verwöh-nen eine davon oral und breiten die Arme aus, um Ihre Finger tief in den anderen beiden zu vergraben, die sie flankieren. Gleichzeitig penetrieren Sie eine vierte Frau, die umgekehrt (Kopf am Fußende) unter Ihnen liegt. Und eine Fünfte platziert sich noch über dem Gesicht der Vierten und bekommt einen Cunnilingus. Kinderleicht! (Eine Warnung für neugierige Paare: Gruppensex belässt man am besten doch im Reich der Fantasien. Selten mögen es beide Partner, und Eifersucht wird oft ein Problem.)

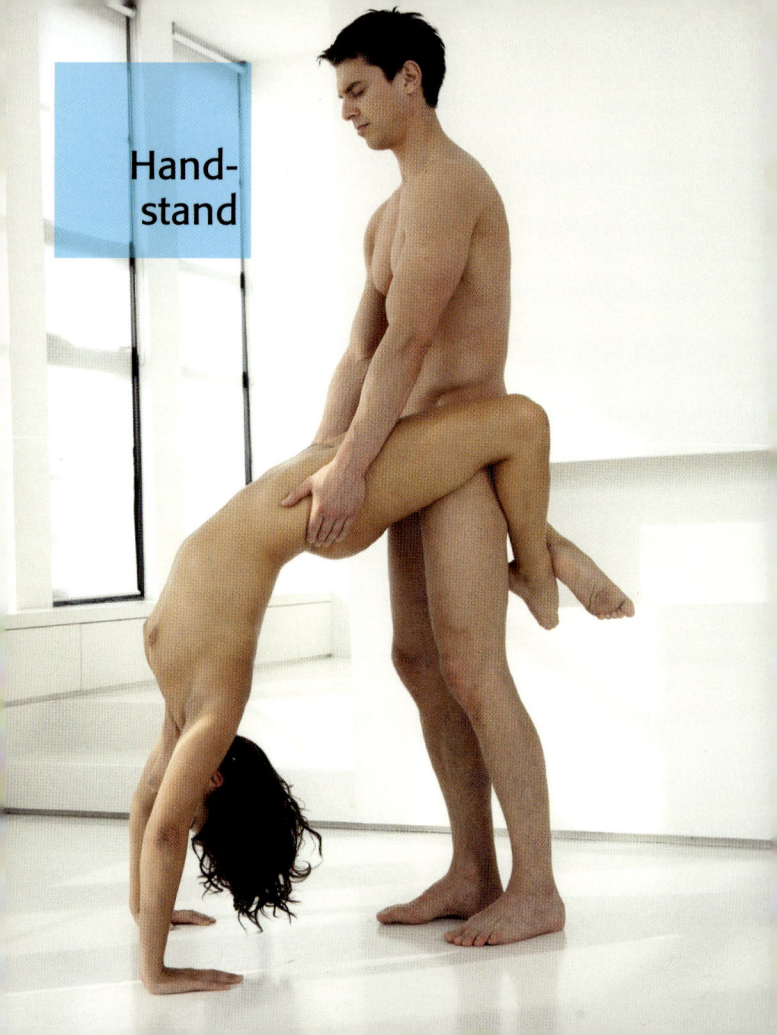

Hand-
stand

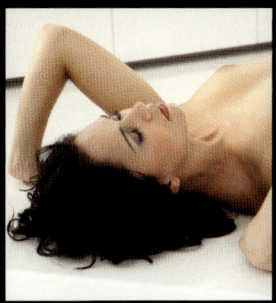

<<1. SCHRITT

Sie liegt auf dem Rücken, den Po angehoben und die Füße hüftbreit auseinander. Sie platziert die Hände in Höhe der Ohren, die Finger zeigen nach unten.

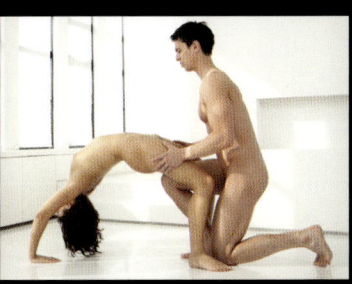

<<4. SCHRITT

Er stellt sich ganz gerade hin und sie verschränkt die Knöchel an seinem Rücken. Er bewegt sie vor und zurück. Viel Glück!

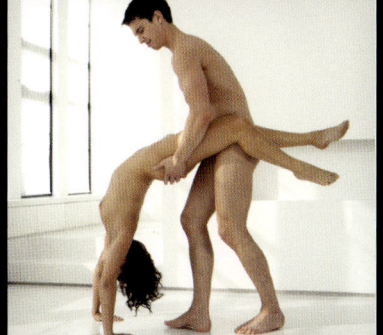

^^2. SCHRITT

Sie biegt den Rücken durch und hebt die Hüften. Er kniet auf einem Bein und unterstützt sie.

<<3. SCHRITT

Er steht l-a-n-g-s-a-m auf und stützt dabei kräftig ihren unteren Rücken. Eigentlich trägt er den Großteil ihres Gewichts, nicht sie.

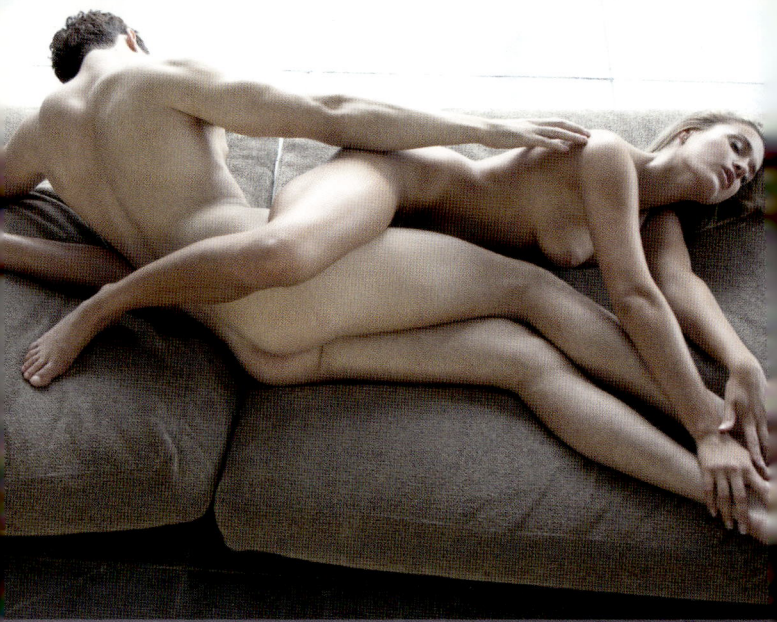

Protzige Posen zum Punkten

KOPF AN FUSS

Das sieht sehr imposant aus, ist aber letztlich dem Sex nebeneinander liegend sehr ähnlich. Der einzige Unterschied ist, dass
Sie hier nicht hintereinander liegen und in die gleiche Richtung
blicken, sondern entgegengesetzt (Kopf an Fuß). Die meisten
Frauen rutschen im Bett ohnehin etwas nach unten, um ihm
das Eindringen zu erleichtern. Diese Stellung betont diese
Bewegung nur. Geht leicht, macht Spaß. Nichts wie ran!

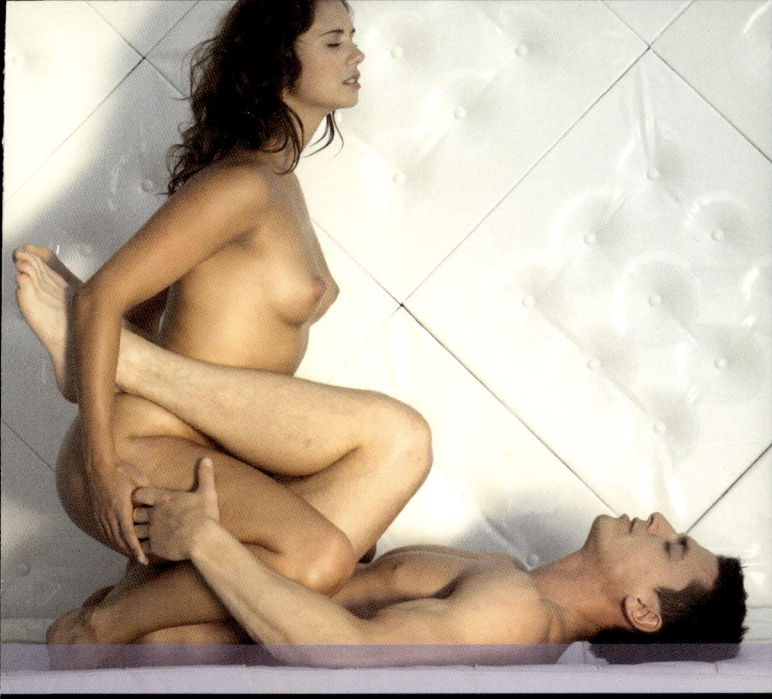

DER RITT

Diese Stellung ist vom Reitsport inspiriert. Er zieht die Knie an
und spreizt seine Schenkel. Sie windet sich dazwischen, hilft
ihm mit der Hand beim Eindringen und lehnt sich dann nach
vorne. Mithilfe ihrer Knie bewegt sie sich auf seinem Penis auf
und ab, als ob sie darauf reitet. Es hilft, wenn er Kissen unter
den Schultern hat. Wenn ihren Beinen die Kraft ausgeht, kann
er sich aufsetzen, sodass sie sich gegenübersitzen.

Register